JN284775

認知症読本
―発症を防ぎ，進行を抑え，地域で支える―

宇野正威

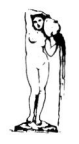

星 和 書 店

Seiwa Shoten Publishers

2-5 Kamitakaido 1-Chome
Suginamiku Tokyo 168-0074, Japan

Clinical Aspects of Dementia :
Prevention strategies, treatment and care services

Masatake Uno, M.D.

Copyright © 2010 by Seiwa Shoten Publishers, Tokyo

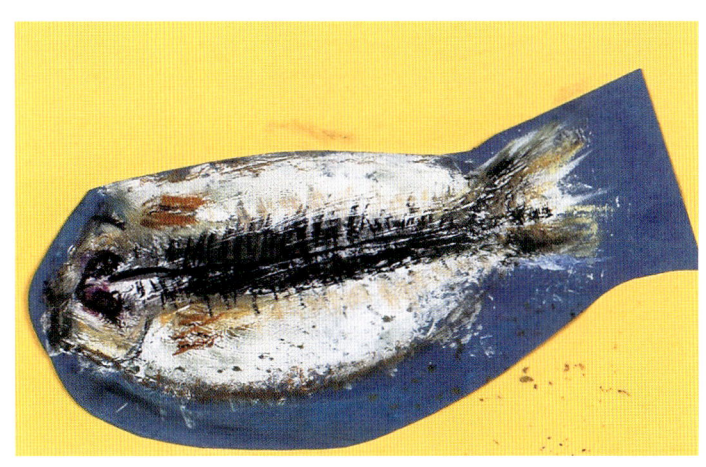

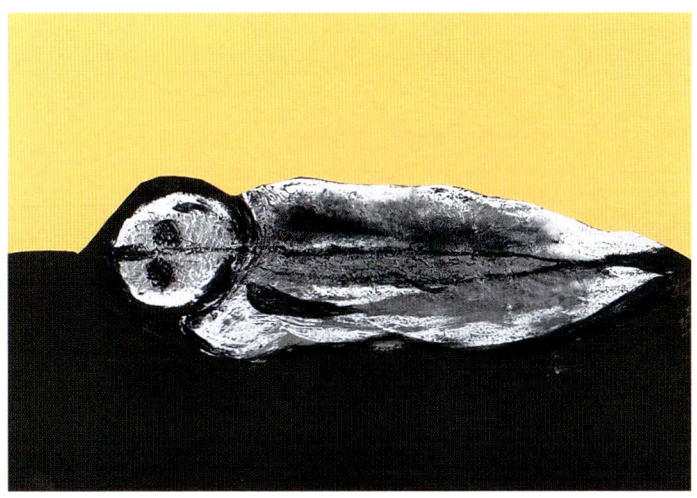

アジの干物

身近な食材であるアジの干物独特の乾いた感触を，丸めた新聞紙に白い絵の具をつけて叩くようにしながら描き，ソフトパステルを重ねて表現する。

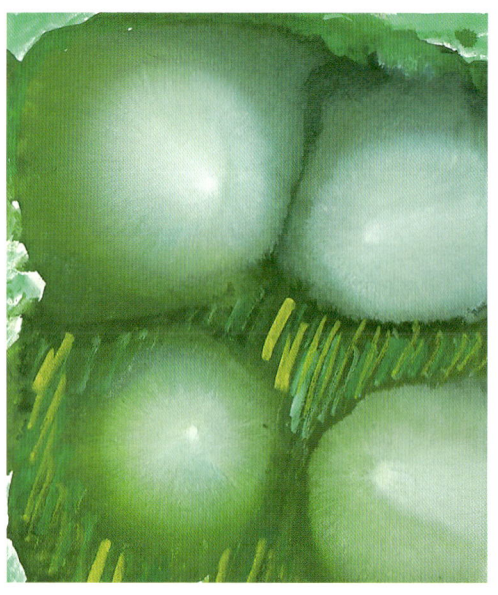

触覚アナログ画
絵の具を画面に垂らし，手のひらの触覚を楽しみながら梅雨を表現する。

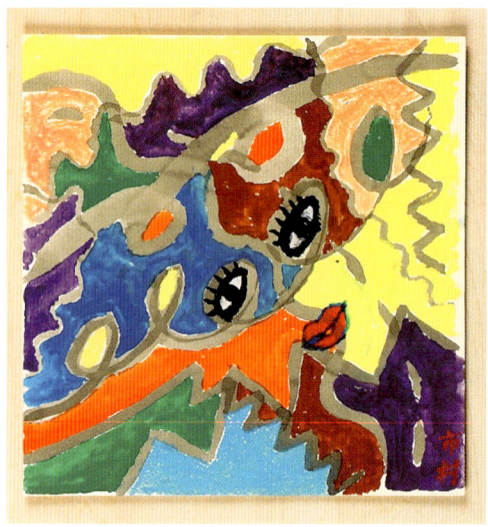

アナログ自画像
線や色彩で自分の気持ちを表現し，最後に顔の部分を描き込む抽象的な自画像。

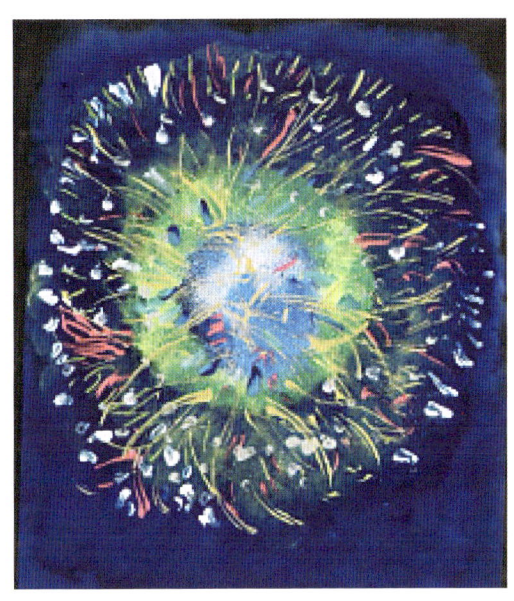

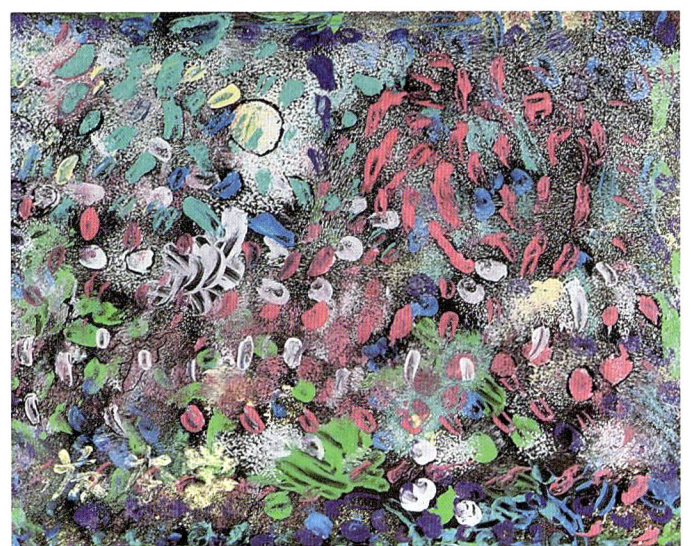

ガラス絵：打ち上げ花火
花火の思い出を語りながら，一瞬のきらめきと光の余韻を透明なガラスにアクリル絵の具の重なりで表現する。

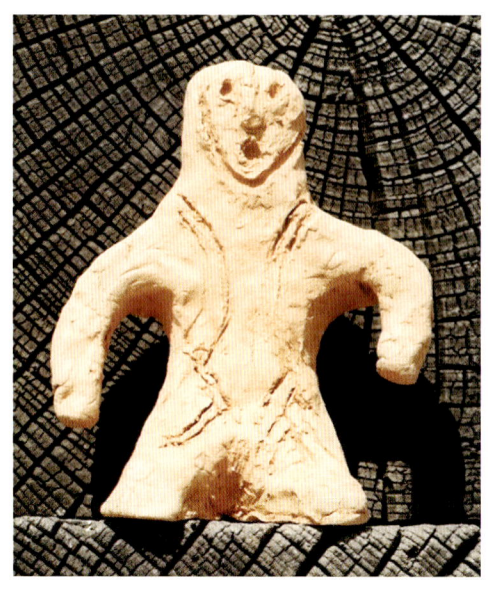

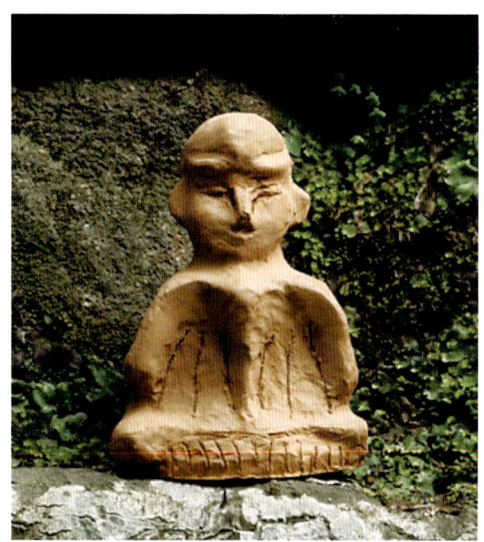

粘土細工：土偶

祈りを起源とした，もっとも原始的な造形である土偶の魅力を写真資料で観賞する。粘土で手のひらからの触感を感じながら，力強く形にしてゆく。

はじめに

　新聞や雑誌には認知症に関する記事があふれ，テレビでも認知症の番組が頻繁に放映されています。65歳以上の高齢者が2,700万人，日本の人口の21％以上を占め，認知症の発症率が高くなる75歳以上の後期高齢者が1,200万人を越える現在，認知症は身近な存在です。
　認知症と呼ばれる症状を表す脳の病気にはいくつもの種類があります。もっともよく知られている病気はアルツハイマー病です。20年ほど前には，血管性認知症がアルツハイマー病より多かったことが知られています。これは脳動脈硬化を背景に，脳卒中を繰り返しながら進行する認知症です。しかし，高血圧症など生活習慣病の予防が進む過程で，血管性認知症の発症率は少なくなりました。最近は，認知症とパーキンソン症状の合併するレビー小体型認知症もよく知られるようになりました。
　それぞれの病気の原因について，最近の研究の業績は目覚ましいものがあり，とくに，遺伝子解析の面から，病気の本態が少しずつ明らかにされつつあります。しかし，もっとも研究の進んでいるアルツハイマー病についても，なぜ脳に異常な物質が溜まり，神経細胞が脱落してゆくのか，という病気のメカニズムに基づく治療法はまだ研究途上です。
　そのような治療法の臨床研究はやっと始まった段階で，臨床の場で使えるようになるにはまだ時間がかかりそうです。病気の原因に基づいて認知症の発症を予防するための方針を立てることはまだできません。すでに認知症を発症している場合には，その進行を少しでも遅くすることを医療者として当然努力しますが，薬を使って医学的に進行を止めることは非常に困難です。
　認知症の原因となる脳の変化は，実は認知症の症状が出現する10年以上前から少しずつ進行し，症状が出現し始めてからも，緩やかに進行してゆきます。私たちの脳は代償機能に富んでいます。脳の神経細胞が

病気のために少々失われても，その近くの他の細胞群が，あるいは脳の他の部位が，代わりに働いてくれます。そのような代償機能が働けないほど病気が進んでしまうと，症状が現れ，しだいに重くなるのです。

　認知症の予防としては，症状が出る前に脳の病気の進行を医学的に止めることが理想的ですが，それはできません。しかし，症状の発現を遅くすることは，生活の仕方によっては可能です。そのような生活習慣も広い意味で予防といえます。また，症状が現れてからも，リハビリテーション的活動や生活の仕方によってその進行を遅くすることができれば，それも広い意味で治療に含めることができます。臨床の場で患者さんを長期にわたって診察しておりますと，生活の仕方によって病気の進行を遅くすることができますし，その間の生活の質（quality of life：QOL）を高くすることもできます。

　私は平成13年から三鷹市にある認知症専門クリニック（もの忘れ外来）に勤め，認知症の診断と治療に携わっています。医療だけではなく，介護方針を立てることや，患者さんと介護者の生活上の相談も私に課せられています。そうして，患者さんの家族や地域の高齢者の方々への講演会，さらにケアマネジャーの会や介護福祉士の会などでも講演をしてきました。認知症とはどういう状態をいうのか，どのように診断するのか，どのように治療しながら経過を追っていくのか，認知症は予防できるのかなどの話に，多くの方々が強い関心を寄せてくれます。本書は，常々皆さんの前でお話ししたことを中心にして，認知症にかかわりを持つ方々，関心を持つ全ての方々のために書きました。とくに，ケアマネジャー，介護福祉士や看護師など，地域で認知症の患者さんや家族を支えてゆく方々に，認知症を理解する上で本書が役に立ってもらえればと思います。

2010年6月

宇野正威

目　次

はじめに ……………………………………………………………………… *vii*

第1章　認知症に悩む人たち
　　　　―カルテから見る生活障害― ………………………… *1*
　Ⅰ．認知症，もの忘れ，うつ症状　*2*
　　　　❖コラム❖　認知症を診断する手掛かり―診断基準―　*3*
　　　　病気の種類と段階により症状は変わる　*4*
　　1．誰でも感じる「もの忘れ」と
　　　　　認知症につながる「もの忘れ」　*5*
　　　　人名のど忘れは心配ない　*5*
　　　　孫の名前を忘れているのはよい徴候ではない　*6*
　　　　忘れるというより憶えられないことが問題　*7*
　　　　記憶にはいつもの種類がある　*8*
　　　　❖コラム❖　記憶の仕組み　*11*
　　2．認知症とうつ病は異なる　*12*
　　　　うつ症状：憂うつな気分と興味の喪失　*13*
　　　　うつ病では記憶の衰えは軽度　*13*
　Ⅱ．認知症の原因となる脳疾患　*14*
　　　　認知症の有病率：5年ごとに約2倍　*15*

4大認知症性脳疾患　*15*

> アルツハイマー病 ―もの忘れから，理解力・判断力の低下へ―　*16*

　　精神医学者の名に由来するアルツハイマー病　*16*
　　　症例：Aさん，女性　*17*
【アルツハイマー病の症状と診断】　*25*
　1．症状から診断する：生活をよく見るとわかる　*25*
　　　日付と場所がわからなくなる：時間と場所の見当識障害　*26*
　　　日常生活にとまどう：理解力・判断力の低下　*27*
　2．知能検査で診断をより正確に　*28*
　　　ミニメンタルテストと長谷川式テストで
　　　　おおよその目安をつける　*28*
　　　物語再生検査：診断価値が高い　*29*
　　　成人知能検査法：理解力・思考力の変化をみる　*33*
【アルツハイマー病の治療と告知】　*34*
　1．塩酸ドネペジル：アルツハイマー病に対する薬剤　*34*
　　　アルツハイマー病では脳のアセチルコリン活性が低い　*34*
　　　ドネペジルは，意欲や自発性を高める　*35*
　　　効果を上げるには，働きかけが大事　*35*
　2．その他の薬剤　*36*
　3．告知：患者さんに病気についてきちんと話すべきか　*37*

　　　　告知に慎重な立場　*38*

　　　　告知に積極的な立場　*38*

　　　　　　症例：Aさんのご主人は告知を選んだ　*39*

　　　　　　❖コラム❖　アルツハイマー病のアミロイド仮説　*40*

(血管性認知症 ―脳梗塞を繰り返しながら認知症へ―)　*43*

　　　　血管性認知症は以前より少ない　*43*

　　　　小脳梗塞でも繰り返すと認知症へ　*43*

　　　　　　症例：Bさん，男性　*44*

　　【血管性認知症の症状，診断と治療】　*47*

　　　　1．脳出血・脳梗塞の場所により症状は異なる　*48*

　　　　2．脳梗塞巣だけでなく白質に虚血性変化　*49*

　　　　3．脳卒中の後でうつ病が起きやすい　*50*

　　　　4．意欲低下，自発性低下が特徴的　*51*

　　　　5．まず生活習慣病の治療を　*52*

(レビー小体型認知症 ―認知症にパーキンソン症状が合併―)　*53*

　　　　　　症例：Cさん，男性　*53*

　　【レビー小体型認知症の症状，診断と治療】　*57*

　　　　1．アルツハイマー病に似た認知障害　*57*

2. パーキンソン症状を伴う　*58*
　　3. 幻視，誤認とカプグラ症状　*58*
　　4. 覚醒度の変動や睡眠の異常　*59*
　　5. ドネペジルが治療効果を持つ　*60*

前頭側頭型認知症 ―行動と思考の混乱―　*60*

　　症例：Dさん，男性　*61*
【前頭側頭型認知症の症状，診断，治療，介護】　*64*
　　1. 理解力の低下，思わぬ行動，自発性の低下　*65*
　　2. 常同行動，言葉を失う　*65*
　　3. 難しい治療と介護　*66*

その他の認知症性疾患　*66*

　　慢性硬膜下血腫　*66*
　　正常圧水頭症　*67*
　　甲状腺機能低下症　*68*
　　頭部外傷による認知症　*68*
　　脳腫瘍による認知症　*69*

第2章　認知症にどのように対応するか ……………………………… 71
　Ⅰ．アルツハイマー病は緩やかに進行する　72
　　　　初期（もの忘れの時期）　72
　　　　　❖コラム❖　軽度認知障害　74
　　　　　症例：Eさん，女性　75
　　　　中期（混乱期）　75
　　　　後期（全面的介助を要する時期）　76
　　　　アルツハイマー病の段階づけ　76
　　　　　❖コラム❖　若年認知症　80
　Ⅱ．進行を抑える生活の仕方　81
　　　1．初期から中期への移行を遅くするには　81
　　　　金銭管理と服薬管理に手助けは必要　81
　　　　できるだけ外出や散歩をすること　82
　　　　炊事を続けること　82
　　　　知的な趣味と社会参加　83
　　　2．中期の段階で進行を止めるには　84
　　　　デイサービスの利用　84
　　　　介護者が自分の時間を持つこと　85
　Ⅲ．精神症状や行動の異常は対応できる　86
　　　1．認知症の心理症状　87
　　　　不安を感じるのはもっともなこと　87

　　　　症例：Fさん，女性　*88*

　　妄想というより疑い　*89*

　　　　症例：Gさん，女性　*91*

　　うつ症状：アパシー（無気力，無関心）と間違わないこと　*92*

　　　　症例：Hさん，女性　*93*

　　アパシー（無気力，無関心）：介護サービスの力も借りて

　　　働きかけを　*94*

　　　　症例：Iさん，女性　*95*

　2．認知症の行動症状　*96*

　　焦燥：落ち着きのなさと怒りっぽさ　*96*

　　　　症例：Jさん，男性　*97*

　　徘徊：患者さんなりの意味がある　*98*

　　　　症例：Kさん，女性　*99*

　3．せん妄：まず身体疾患のチェックを　*100*

　　　　症例：Lさん，男性　*101*

　4．排泄の失敗　*102*

　5．行動と心理症状への対応　*104*

　　公的な介護サービスの利用　*105*

　　薬物療法もときには必要　*106*

第3章　認知症を地域で支える　*109*

　Ⅰ．介護保険制度　*110*

1. 要介護認定の申請　*110*

   認定調査 ―家族が立ち会い，正確な情報を―　*111*

2. 主治医意見書　*112*

   日常生活自立度の判定基準　*112*

   「特記すべき事項」に医療・介護上の問題点を　*113*

3. ケアマネジャーとケアプランの作成　*116*

   ケアマネジャーがアセスメントを行う　*116*

   介護サービスには多くの種類がある　*117*

   　症例：Mさん，要介護1　*119*

   　症例：Nさん，要介護2　*120*

   　症例：Oさん，要介護3　*121*

4. デイサービス・デイケア　*123*

   デイサービスの利用を説得する　*123*

   多様なプログラムが必要　*124*

   ショートステイ　*124*

   　❖コラム❖　日常生活自立支援事業（旧・地域福祉権利擁護事業）　*126*

II．成年後見制度　*127*

　1. 法定後見制度　*128*

   後見・保佐・補助　*128*

   法定後見制度の手続き　*128*

   　症例：Pさん，女性　*129*

2. 任意後見制度　*131*
　Ⅲ. 認知症医療・福祉の地域ネットワーク　*132*
　　1. 地域包括支援センター　*133*
　　　高齢者の総合相談・支援　*134*
　　　高齢者の権利擁護，虐待の相談と予防　*134*
　　　介護予防ケアマネジメントと予防給付　*136*
　　　ネットワークの構築　*137*
　　2. 地域における専門医の問題　*138*
　　　認知症の専門医療　*138*
　　　認知症の精神症状と身体の病気　*140*
　　3. 地域で認知症を予防するには　*141*
　　　診察を受けたがらないとき　*141*
　　　多様な相談の場が必要　*142*

第4章　心理社会的治療法で生活の質を高める
　　　　―芸術療法を中心に― ……………………………… *143*
　Ⅰ. 心理社会的治療法の4つのタイプ　*143*
　　　行動に焦点を当てたアプローチ　*144*
　　　感情に焦点を当てたアプローチ　*145*
　　　認識に焦点を当てたアプローチ　*146*
　　　刺激に焦点を当てたアプローチ　*147*
　Ⅱ. 感情に働きかける音楽　*147*

　　　　なじみのある曲と歌詞は記憶の喚起と保持を強める　148
　　　　仲間や介護者との感情的な交わりを増す　149
　　　　認知症の行動と心理症状（BPSD）に効果　150
　　　　　❖コラム❖　アルツハイマー病の患者さんたちの合奏　151
　Ⅲ．いつまでも楽しめる書道　152
　　　　書道の基本は身体が憶えている　152
　　　　書にはその人の感性が表れる　152
　　　　手本に従う書でなく，自由で個性的な書を　153
　Ⅳ．感性を高める美術　154
　　　　美術活動：コミュニケーション手段の1つ　154
　　　　臨床美術：心を表現することそれ自身に意味を持つ　155
　　　　　❖コラム❖　臨床美術士　156
　　1．認知症の臨床美術　157
　　　　精神活動全体を高める　157
　　　　誰でも取り組める描き方・作り方　158
　　　　アルツハイマー病の患者さんたちの作品　161
　　2．臨床美術の効果　162
　　　　一時的には認知機能は上がる　162
　　　　生活の質（QOL）を高め，社会性を保つこと　163

第5章　認知症の発症を予防する生活習慣　……………………… 165
　　　　糖尿病820万人，高血圧症780万人　165

　　　　　　アルツハイマー病も生活習慣・生活習慣病と関係が深い　*166*
　　　　　　　❖コラム❖　コホート研究（前向き研究）　*167*
　　　　　遺伝と生活環境　*167*
　Ⅰ．身体運動は全ての基礎　*170*
　　　　　無理のない全身運動：有酸素運動が好ましい　*170*
　　　　　中年期の運動の効果は20年後に現れる　*171*
　　　　　運動効果は前頭葉の機能にも及ぶ　*171*
　　　　　　❖コラム❖　BMI（ボディマス指標）　*172*
　Ⅱ．食は百薬の長　*173*
　　　　　　❖コラム❖　メタボリック症候群　*173*
　　　1．野菜はビタミンの宝庫　*175*
　　　　　野菜は認知機能の低下を抑える　*176*
　　　　　抗酸化作用とβアミロイド生成抑制作用　*177*
　　　　　ワインを1日にワイングラス2杯まで　*178*
　　　　　カレーを食べてアルツハイマー病を防ごう　*179*
　　　2．認知症には肉より魚　*180*
　　　　　魚はアルツハイマー病の発症を抑制する　*180*
　　　　　魚油にはDHAとEPAが多く含まれている　*181*
　　　　　　❖コラム❖　飽和脂肪酸と不飽和脂肪酸　*182*
　　　　　認知症予防に効く地中海食　*182*
　Ⅲ．知的活動と人とのつながりが大事　*184*
　　　1．社会的つながりを豊富に　*184*

社会的ネットワークと社会参加　*184*

　　　社会的ネットワークが密なほど認知症発症率は低い　*184*

　2. 趣味活動に夢中になること　*185*

　　　ボードゲームとトランプ，ダンス　*186*

　　　趣味活動に凝る，毎日のように楽しむ　*186*

　3. 余暇をいかに利用するかも大事　*187*

　　　❖コラム❖　ナン・スタディ　*188*

　4. 認知症のために地域に豊かな環境を　*188*

あとがき …………………………………………………………… *191*

参考文献 …………………………………………………………… *194*

索　引 ……………………………………………………………… *195*

著者略歴 …………………………………………………………… *201*

第1章
認知症に悩む人たち
―カルテから見る生活障害―

　高齢になると，いろいろな脳の病気に罹りやすくなります。その障害のために，一度正常に発達した知能が社会生活・家庭生活に困難をもたらすほどに低下したとき，これを認知症と呼んでいます。

　脳の病変がある程度以上脳全体に及んで大量の神経細胞が壊されれば，その原因にかかわらず，認知症の症状が現れます。血管性障害でも，アルツハイマー病などしばらく前まで変性疾患と呼ばれていた病気でも，頭部に外傷を負うことでも認知症になります。認知症と呼ばれる著しい知能低下に至る脳の病気，すなわち認知症性脳疾患は，そのほとんどがいつとはなしに始まり，しばらくの間は緩やかに進行します。そのため，初めのうちは知能の目立った低下ではなく，もの忘れやうつ症状などが目立つことも少なくありません。もの忘れやうつ症状は普通の人にも，また別の病気でもみられます。

　ですから，認知症をできるだけ早期に診断するには，認知症の一症状としてのもの忘れとうつ症状を，健康な高齢者にもあるもの忘れや，うつ病のうつ症状と，しっかり見分けることが必要です。

Ⅰ．認知症，もの忘れ，うつ症状

　私たちは，仕事の場においても，家庭においても，周囲に起きていることを正しく理解し，判断し，行動しているはずです．日常，家族，友人，地域の人たちとコミュニケーションを保っていれば，自分の周囲で起きていることを知り，自分のこれまでの知識や経験に照らして，何をすべきかを判断できます．私たちは，いちいち意識しているわけではありませんが，そのような判断の下で行動し，日常生活をさしさわりなく送っています．ところが，脳の病気が進み，理解力が低下し，状況をよく判断できなくなると，その人のこれまでの生活に合わない行動が出やすくなります．

　たとえば，日常生活の中で，もっともありふれた食事の支度を考えてみましょう．まず，献立を立てることです．家族と自分の好みやそのときの健康，最近作ったおかず，旬の食材，その日のスーパーマーケットのチラシから安売りされているものなどを頭の中に描きながら，献立を考えるでしょう．次に，スーパーマーケットに行き，適当な量の食材を購入しますが，もし予定していたものがなければ，予定を少し変更し，それに代わる適当なものを買うと思います．これらはとくに考えなくても日常自然に行っている，ごく普通の行為です．しかし，その1つ1つの行為には判断が必要です．もし，その判断が現状とあまりに離れるようになると，社会生活はもとより，家庭での日々の生活にも支障をきたすようになります．

　理解力・判断力がある程度以下に低下し，日常生活を自分だけでは送れなくなり，家庭や社会での生活，人間関係などをうまく続けることができなくなったとき，この状態を認知症と呼びます．

❈コラム❈　認知症を診断する手掛かり―診断基準―

　知能はある程度以下に低下すると，その人の日常を側で見ている人にはおおよそわかるものです。それを医学の言葉で整理してみましょう。アメリカ精神医学会が編纂した『精神障害の診断・統計マニュアル』（第3版改訂版と第4版）を参考にしています。

記憶障害と判断・抽象的思考などの障害

　第1に，(A) 短期記憶と長期記憶が明らかに障害されていることです。短期記憶の障害とは新しいことを憶えることができないことであり，長期記憶の障害は過去に憶えていた情報を思い出せないことです。とくに短期記憶の障害が大事です。

　第2は，(B) 次の認知機能のうち少なくとも1つは障害されていることです。**判断の障害**（家庭にあっても，仕事の場にあっても，必要なことを処理するための合理的計画が立てられないこと），**抽象的思考の障害**（単語や概念の定義づけなどができなくなる），**人格変化**（病気の前の性格傾向がその人にふさわしくない性格に変化すること），**失語**（言語の異常），**失行**（しっこう）（運動機能は損なわれてはいないのにまとまった動作を行うことができない），**失認**（しつにん）（感覚機能は損なわれてはいないのに対象を認知できない）などがあります。なお，第4版では，(B) として，失語，失行，失認あるいは実行機能（計画を立てる，組織化する，順序立てる，抽象化する）の障害のうち，1つ以上としています。

　第3は，上記のAとBの障害のため，日常の家庭生活，社会生活あるいは人間関係が著しく損なわれることです。ここで述べた医学用語は，具体的な例で説明したほうがわかりやすいので，後ほど，患者さんの症例を述べるときに必要に応じて説明します。

病気の種類と段階により症状は変わる

　認知症性脳疾患には多くの種類の病気があります。それぞれの病気によって，脳のどの部位にどのような病変が起こるかは異なります。また，これらの脳疾患の多くは何年かにわたって少しずつ進行します。同じ病気であっても，段階によって，病変が脳のどの部位にどの程度広がっているかが異なります。したがって，病気によって，またその進行の段階によって現れる症状が異なります。

　たとえば，認知症性脳疾患の代表であるアルツハイマー病の場合には，記憶力の衰えと日付の混乱から始まって，だんだんと周囲のことを理解しにくく，混乱しやすくなり，さらに病気が進むと基本的な日常生活動作（activities of daily living：ADL）も１人ではできなくなります。また，血管性認知症は脳動脈硬化症を背景とする認知症で，障害される動脈によって症状が異なります。脳卒中（脳梗塞や脳出血など，脳の血管がつまったり破れたりしてその先の細胞に栄養が届かなくなり，脳細胞が死んでしまう病気）を起こした部位とその広がりにより，右片麻痺，左片麻痺，失語，失行，失認などの症状が生じます。その多くは，比較的軽い脳卒中を繰り返して認知症を発症します。運動症状が進行するとともに，まずうつ症状や意欲の低下から気づかれることが多く，だんだん思考力が衰え，日常生活のまとまりがなくなります。

　認知症が進行し，日常生活になんらかの介助が必要になってから専門医を受診するのは好ましいことではありません。認知症性脳疾患はいつとはなしに症状が現れることが多いため，それが病気の症状であると周囲が認めにくいのです。そのために，理解力や判断力がかなり低下し，日常生活になんらかの問題を生じてから気づかれることが多いのですが，その段階までくると，症状の進行を抑えにくくなっています。その前の段階で，たとえば，アルツハイマー病ならもの忘れの段階で，血管性認知症ならまだうつ症状が目立つ段階で診断したいのです。現在の診断技術では，その段階であれば早期診断といえます。アルツハイマー病

の診断では，健康な人でも感じるもの忘れと，病気としての記憶の衰えを鑑別することがまず必要です。もし，意欲の低下が目立ち，何もしようとしないようなら，うつ病によるうつ症状と，認知症とくに血管性認知症によるうつ症状あるいは活力の低下とを鑑別することが必要です。

1．誰でも感じる「もの忘れ」と認知症につながる「もの忘れ」

　人の名前を「ど忘れ」するとか，鍵や眼鏡を置き忘れ，捜し回るという経験は誰にでもあると思います。年をとると誰でもその頻度が高くなりますが，そのようなちょっとしたもの忘れでもあまり続くと心配になるものです。

人名のど忘れは心配ない

　テレビを観ながら，出演している俳優の名前がどうしても出てこないことがあります。「彼の出演した○○という映画はよかった。感激しました」などと，その俳優が出演した映画の名前は出るのに，俳優の名前をどうしても思い出せない，などという経験は誰にでもあると思います。私もあるとき，書店で中学時代の友人に数年ぶりに会い，しばらく昔話をしたことがあります。彼とのちょっとしたエピソードは憶えているのに，そのときに限って彼の名前を思い出せず困りました。帰宅後，名簿を見てすぐわかったのですが，肝心のときに思い出さなかったのです。

　知っているはずの人の名前をど忘れするとか，しまい忘れや置き忘れをすることが多くなったという悩みを持つ人は多いものです。若い人でもそのような悩みを持つ人がいますが，高齢になるとその頻度が高くなります。名前をど忘れしたといっても，その人の容姿や顔つき，自分とどのような関係の人であるのかはわかっています。たとえば，親戚の人か，古い友人か，仕事の関係の人か，テレビによく出るので知っている人か，などです。その人がどこの会社のどういう立場の人で，自分とど

のような関係にあるかという概念的なことはしっかり憶えているのに，名前だけが喉元まで来ているのに出てこないのです。他の人が，「○○さんのことですか」と言えば，「ああそうです」とその名前を思い出します。また，まったく別の機会にふと，自然にその名前を思い出すこともあります。ですから，記憶の中にその名前は保たれているのですが，そのときとっさに「思い出すことができなかった」のです。このようなもの忘れは気になるものですが，その人のその後の経過を長く追ってみると，必ずしも認知症を発症するわけではありません。そのため，これは年相応のもの忘れとも呼ばれており，心配する必要のないものです。

孫の名前を忘れているのはよい徴候ではない

　人名のど忘れは心配ないといっても，毎日会っている家族の名前を忘れるのは問題です。認知症を疑われる人が家族に連れられて外来を受診したとき，いきなりもの忘れや日常生活での失敗などをストレートに聞くことはしません。その人のプライドをできるだけ傷つけないようにします。そのため，記憶検査を初診のときに行うことは少なく，多くは2回目の診察時に行っています。初診では，その人がリラックスできるように，生活史の一部について尋ねることから入ります。そして，それとなく家族関係を尋ねます。同胞，配偶者，子どもなどについて簡単に話を聞き，孫がいるようでしたら，「お孫さんの名前は？」と尋ねます。そのときの反応で，認知症かどうか，また病気がどの程度進んでいるかがおおよそわかります。初めての診察のために緊張していても，認知症でない場合や初期段階なら，孫の名前を聞かれても動揺しません。しかし，困った顔をしてしどろもどろになったり，あるいは家族のほうを向き，「あの子の名前は何だっけ」と助けを求めるようでしたら，アルツハイマー病の少し進んだ段階です。比較的最近生まれた孫についてよく憶えていないという場合は，記憶力低下が何年か前から進んでいたことを示すのでしょう。さらに病状が進むと，家族関係，いわば家系図をイ

メージできないため，同胞，子ども，子どもの配偶者，孫などの関係を混乱しやすくなります。

　また，鍵，眼鏡や小銭入れの置き忘れは誰でもときどき経験があると思いますが，預金通帳や印鑑などをしばしばしまい忘れるというのは問題です。これらは大抵どこの家でもしまっている場所は決まっており，動かさないものです。それを動かすというのは，しまってあることに自信がなく，何度も何度も確かめようとするからです。そのときつい置き場所を間違える場合や，ふと誰かに盗られたらいけないと思って隠そうとし，いつもとは別の場所にしまったため見つからなくなってしまったという場合もあります。

忘れるというより憶えられないことが問題

　認知症につながる「病気としてのもの忘れ」の特徴は，最近聞いた話，テレビや新聞などで見たニュース，さらには自分が体験したことを忘れることです。「もの忘れ」というよりは，新しいことを憶えにくくなったというほうが正確です。とくに，日常のちょっとした会話が憶えにくいようです。たとえば，ご主人に，「買い物に行くなら〇〇（品物名）を買ってきてくれないか」と依頼されたとき，そのときはそのことを理解し，憶えたつもりなのでしょう。しかし，すっかり忘れて帰宅したり，妙な記憶違いがあって，全然違うものを買ってきたりします。とくに，電話での話は憶えにくいようです。会って話しているときは，表情やジェスチャーなど視覚的な情報も加わるため情報量が多いのですが，電話ですと耳からの情報のみです。そのため，電話で待ち合わせの約束をすると，失敗しやすいのです。比較的短い時間の会話の中につまっている，いつ，どこで，何のために，誰と会うという大事な情報をしっかりと脳に保持できないのです。

　耳から入れた情報だけでなく，体験そのものを憶えられません。とくに，その日その日の生活上の出来事を憶えることが苦手になります。た

とえば，冷蔵庫の中に温泉饅頭が入っているのに気づいて，ご主人に「これ，誰にもらったの？」と尋ねます。ご主人はびっくりして，「昨日，隣の奥さんが箱根に行ってきたので，とお土産にもらったじゃないか。君が受けとって，私も行きたいわ，といってしばらく話していたのに」と驚いて答えます。そのようなごく日常的なエピソードをすっかり忘れてしまっているのです。印象的なエピソードでも1カ月もすると忘れていることが多くなります。患者さんは，1カ月前のお正月に子どもと孫が訪ねてきてくれたことを非常に喜んだのに，よく憶えていません。「そんなことがあったかしら」と腑に落ちない様子を示します。

　病気が初期のうちは，憶え方が不十分ですが，一部は憶えています。そのため，家族が丁寧に説明すると，ある程度は思い出します。しかし，そのうちに全く記憶できなくなると，聞いた話は脳を素通りするかのようです。経験したことすらすっかり忘れ，自分はそんな話は聞いていないとか，そんなことはしていないと強く否定することもあります。

記憶にはいくつもの種類がある

　記憶は1つではなく，いくつかの種類に分けられます。まず，意識に再生され，言葉で表現される記憶です。陳述記憶とも呼ばれます。記憶というときは，普通，この記憶を指します。陳述記憶はさらにエピソード記憶と意味記憶の2種類に分けられます。また，意識には上らず，行動で表現される記憶は手続き記憶と呼ばれています（図1-1）。

［エピソード記憶］

　私たちは毎日経験したことの中で，大事な点は記憶に留めています。たとえば，昨日，高校の同期会が久しぶりに開かれ，何人もの友人に会って楽しかったとか，先月のゴールデンウィークに家族と旅行して楽しかった，というような記憶です。友人と会って話した詳しいことは忘れても，会ったという事実まで忘れることはありません。旅行の詳しい日程やコースは忘れても，どこへ旅行したかは憶えているでしょう。こ

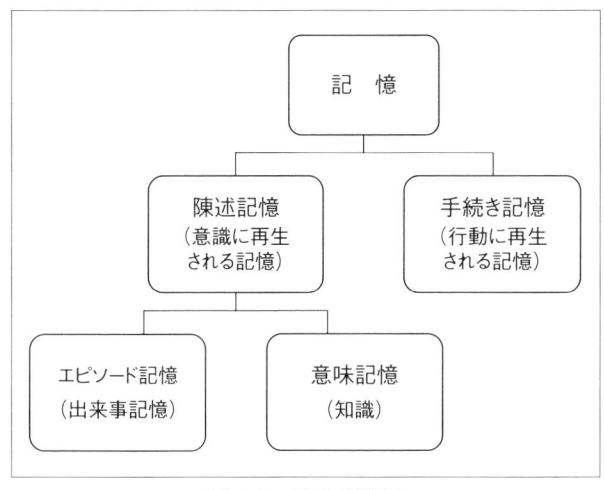

図1-1 記憶の種類

のような日々の生活上の記憶はエピソード記憶と呼ばれています。それぞれのエピソードは一生に1回しか起こらず，時間情報，場所情報と感情経験を伴っています。強い感情を伴った経験はその後長く記憶に残りますが，感情を伴わない経験は忘れやすいものです。今日の昼に何を食べたかという記憶もエピソード記憶に入りますが，これはいつまでも憶えているものではありません。

［意味記憶］

もう1つは，私たちが繰り返し学習して憶えた記憶です。「意味記憶」と呼ばれていますが，普通の言い方をすれば，「知識」と言ったほうがいいでしょう。たとえば，学生時代に日本史の授業で，鎌倉幕府ができたのは「"いい国作ろう"で"1192年"」と憶えましたね。これは体験して憶えた記憶ではなく，体系化された知識の一部です（もっとも，鎌倉幕府の成立を何年にするかは緒論あり，最近はこのような憶え方は勧められていません）。このような，学習により獲得された，体系化された知識や抽象的な概念は，意味記憶と呼ばれています。

この2種類の記憶のうち，アルツハイマー病の患者さんではエピソー

ド記憶が非常に強く侵されます。病気が進行すると，つい数分前のことを忘れます。さらに，1分前のことを忘れるようになります。介護者が初めに苦労するのは，何度同じ話をしても患者さんがすぐに忘れることですが，忘れるというより，憶えられないのです。一方，意味記憶は病気の初期には比較的保たれています。ですから，知能検査をしたとき，豊富な知識に驚くことがあります。家族が，「うちの主人は長年俳句の趣味があり，季語については今でもすごくよく憶えています。それなのに私が買い物を3つ頼むと1つは忘れます。どうしてでしょう」などと怒る気持ちはわかりますが，これはエピソード記憶と意味記憶の違いで説明するしかありません。

[手続き記憶]

記憶には，意識的にではなく，行為で再生される記憶があり，これは手続き記憶と呼ばれます。極端な例は運動で再生される記憶です。たとえば，子どもの頃に憶えた自転車の乗り方は認知症になっても忘れません。身体が憶えています。自転車に乗って外出し，帰り道を忘れ，迷子になる認知症の患者さんはいますが，自転車の乗り方そのものは忘れていません。手続き記憶にはその他，鏡像文字を素早く読むとか迷路課題を素早く解決するなど，単純な運動ではなく，より複雑な行為の学習も入っています。陳述記憶には海馬・海馬傍回が重要であることがわかっています。これらの脳部位については，49～50ページおよび図1-3を参照してください。一方，手続き記憶は小脳や大脳基底核の関与が大きいと考えられています。比較的軽症のアルツハイマー病では，手続き記憶による新しい学習がある程度できます。第4章で触れますが，リハビリテーションの方法として，この記憶をうまく使えたらと思います。

認知症ではその原因疾患にかかわらず多少の記憶障害が現われますが，初期からエピソード記憶の障害が目立つときは，まずアルツハイマー病を考えます。血管性認知症でも記憶力の低下はみられますが，アルツハイマー病に比べると，記憶は保たれています。

表 1-1　年相応のもの忘れと病的もの忘れ

	年相応のもの忘れ	病的もの忘れ
記　憶	・新しい情報と体験を憶えられる ・情報と体験の細部（人の名前など）を思い出せない	・新しい情報と体験を憶えられない（記銘の障害） ・情報と体験の全体を思い出せない（すっかり忘れている）
時間と場所の認識	・現在の日付や曜日，今いる場所を正確に把握している	・現在の日付や曜日を間違えやすい。今いる場所を混乱しやすい
記憶障害の自覚	・記憶力の低下を自覚している	・記憶力低下の自覚が薄い

年相応のもの忘れと病的もの忘れの特徴を表 1-1 にまとめましたので，もの忘れの心配な人は，どちらに入るかを自分で調べてみてください。

❖コラム❖　記憶の仕組み

　私が，たとえば，パーティーで多くの人に紹介されたとします。新しい情報，すなわち人の名前を脳に取り込み，一時的に保存します。この記憶の保存場所は「短期記憶」という，いわば一時預かりの倉庫です。何人もの人を紹介され，新しい名前を次々に短期記憶の倉庫に入れてゆく間に，前の名前の記憶は薄れてゆきます。しかし，その人に何度か会っているうちに，その名前はしっかりと記憶されます。名前だけでなく，その容姿，顔つき，どういう人かということも同時に脳に取り込まれます。一度会っただけでも，名刺を交換して，その名前を何度か確認

すれば，しっかり憶えることは可能です。そのとき，その情報（名前）は「長期記憶」という倉庫にしまわれたことになります。短期記憶の倉庫から長期記憶の倉庫へ情報を移行する過程は，記憶の「固定」と呼ばれます。この過程に，側頭葉の内側にある海馬が働いていると考えられています。長期記憶の倉庫にしまわれた情報（名前）は後でもう一度思い出すことができます。これは想起（検索，取り出し）です。

　年相応のもの忘れは，検索あるいは取り出しの過程がうまくいかなかったときに起こります。このとき，情報は保持されていますので，他の人に指摘されて思い出すことができ，あるいは別の機会にふと思い出すこともあります。一方，アルツハイマー病の記憶障害は，短期記憶から長期記憶へ情報が移行し，固定される過程が侵されているため，その情報は長期記憶に保持されていません。そのため，話を聞いた直後は憶えているのに，しばらくすると記憶が消えてしまうという症状が現れるのです。

2．認知症とうつ病は異なる

　認知症では脳の実質が壊され，知的機能全体が低下します。うつ病は本来機能的な脳の病気で，その本質は気分の異常です。したがって，典型的な場合には両者を間違えることはありません。

　ところが，アルツハイマー病の初期にもなんとなくうつ病のように暗く見えることがあります。それまで持っていた興味を失い，意欲がなく，家族が見るとなんとなくうつうつとしているように見えます。そのため，精神科や心療内科を受診し，うつ病と診断され，しばらく抗うつ剤を処方されていることもまれではありません。ここでは，アルツハイマー病とうつ病の違いについて述べます。血管性認知症とその初期にみられやすいうつ症状については後に詳しく述べることにします。

うつ症状：憂うつな気分と興味の喪失

　うつ病のもっとも大事な症状は，まず抑うつ気分です。憂うつで，悲しく，希望がない，気落ちした，落ち込んだ，と表現されることが多く，しばしば涙をこぼしています。外来の診察中にも，ぽろぽろ涙を流すことが少なくありません。もう1つの症状は，興味または喜びの喪失，および活力の減退と活動性の減少です。それまで楽しんでいた趣味に興味を感じなくなっており，以前には喜んで参加していた活動に何の喜びも感じないと言います。社会的に引きこもる傾向があります。

　この2つの症状のうち，抑うつ気分がアルツハイマー病を発症し始めてから目立つということはあまりありません。私の外来では，ご主人を亡くしたことがきっかけで抑うつ気分が現れたアルツハイマー病の患者さんがいました。また，1人暮らしが頼りなくなったということで，住み慣れた家を離れ，東京に住む娘さんの家に転居してからしばらく抑うつ気分が目立った患者さんもいます。それ以外に，アルツハイマー病で抗うつ剤を必要とした患者さんは数例に留まります。

　一方，興味・喜びの喪失と活力減退・活動性の減少については，認知症のアパシー（無気力，無関心）と間違えることが少なくありません。アパシーについては後に詳しく述べますが，認知症の心理症状の中でもっとも多い症状です。アルツハイマー病でもある時期から，全てに興味を失っているように見えることがあります。何もしようとしない，ただぼうっとテレビを観ているだけ，外に行こうとしない，散歩に誘っても頭が重い，身体がだるい，腰が痛いなどと言って外出しようとしない。このようなとき，「うつ病かな」という目で見ると，「うつ病に見えてくる」というのは困ったことです。

うつ病では記憶の衰えは軽度

　うつ病では淋しいとか悲しいという気分の落ち込みがみられ，活動できないことについて苦痛を感じていますが，認知症では感情の動きが少

なく，何もする気がないということについてあまり気にしている様子がみられません。もう1つは，記憶低下とその自覚から見分けるようにしています。アルツハイマー病では記憶力が非常に低下し，最近自分の周囲で起きたことをよく憶えていません。しかし，患者さんはその自覚が低く，もの忘れがあると自分で認めても実際より軽いと思っており，なんとか言いわけをしようとします。記憶検査では明らかな記憶力の低下がみられます。一方，うつ病でも意欲が低下し，注意の集中力も弱まるため，記憶力が低下したように見えることがあります。患者さんは自分でもの憶えが悪くなったと悩み，強調する傾向があります。しかし，実際には最近自分の周囲で起きたことをよく憶えていますし，記憶検査でもアルツハイマー病のような記憶力の低下はみられません。

　なお，高齢期には脳梗塞などをきっかけに発病するうつ病があります。CT（コンピュータ断層撮影）やMRI（磁気共鳴画像）検査の画像では小さい脳梗塞がいくつも見られ，血液の流れが悪くなったことが原因とみられます。このタイプのうつ病を「血管性うつ病」と呼んでいます。症状の特徴は，意欲や関心が著しく低下することです。この状態については，血管性認知症に移行することもあるので，第2章の血管性認知症の項で述べることにします。

Ⅱ．認知症の原因となる脳疾患

　脳のある範囲以上が損傷を受けると，知能は著しく低下します。その損傷の原因は，血管性障害，外傷や炎症（脳炎など）の後遺症などさまざまです。内科的疾患の中にも脳に障害をきたし，認知症になる病気がたくさんあります。しかし，実際の患者数からいえば，かつて変性疾患と呼ばれていた脳疾患が大多数を占めます。その代表はアルツハイマー病です。最近よく知られるようになったレビー小体型認知症も変性疾患の1つです。

認知症の有病率：5年ごとに約2倍

認知症を発症しやすくしているもっとも大きい要因は加齢です。年齢階層別に認知症の有病率をみてみると，65〜69歳では1.5％に過ぎませんが，それ以後5歳ごとに約2倍ずつに増加し，85歳には25％に達する，すなわち4人に1人が発症することになります。わが国における認知症の有病率は，厚生労働省の推計によれば平成17年の時点で，65歳以上の高齢者人口の7.6％とされ，およそ189万人に達したといわれています。

4大認知症性脳疾患

認知症になる脳疾患の中で，患者数が非常に多い4つの脳疾患は，4大認知症性脳疾患とも呼ばれています。それらのうちアルツハイマー病が約半数，血管性認知症とレビー小体型認知症がそれぞれ10〜15％，前頭側頭型認知症は5％程度の割合とされています。

わが国においては，1980年代まで，血管性認知症がもっとも多いとされていました。しかし，地域の医療機関や保健所などの活動を通じて食生活の改善が進み，血圧管理が進むにつれ，1970年代から脳血管疾患による死亡率は著しく低下しました。それを反映して血管性認知症は減少し，替わってアルツハイマー病の有病率が上昇しています。アルツハイマー病の最大の危険因子は「加齢」ですので，後期高齢者の人口が急増していることが最大の要因ですが，生活習慣の変化も関係していることについて，第5章で述べることにします。

アルツハイマー病
―もの忘れから，理解力・判断力の低下へ―

　認知症の患者数は，平成17年の推計では189万人，平成22年には226万人になると予測されています。後期高齢者人口がますます増加し，アルツハイマー病は高齢になるほど発症率が高くなることから，認知症の約半数を占めるとされているアルツハイマー病は，近い将来，60％以上になると思われます。

精神医学者の名に由来するアルツハイマー病

　アルツハイマー病という病名は，約100年前（1906年）に，この病気について初めて報告した精神医学者，アロイス・アルツハイマー博士に由来します。アルツハイマー博士が報告した症例は51歳の女性で，記憶障害と見当識障害が急速に進行し，ご主人に対する嫉妬妄想などによる興奮も示し，4年半の経過で亡くなりました。アルツハイマー博士はこの女性の死後に解剖検査を行い，まず脳がかなり小さくなっていることを知りました。そして，顕微鏡で観察すると，本来あるべき大量の神経細胞が脱落し，特別な染色法で染め出された小さなシミのような斑点（老人斑）と，小さな糸くずのような神経原線維変化を持つ異常な神経細胞がたくさん見られることを報告しました。当時は，非常にまれな初老期発症の認知症ということでアルツハイマー病と呼ばれました。しかし，主に高齢者に発症し，かつては老年痴呆と呼ばれた病気も神経病理学的には同じ変化を示すので，両方を一緒にして，アルツハイマー病あるいはアルツハイマー型認知症と呼んでいます。

　アルツハイマー病の代表的な症例として，Aさんという患者さんを紹介します。発症から約10年間，初期と中期にどのような症状を呈したのか，どのように対応したかについて述べます。なお，Aさんは初

診の後，6年ないし10年にわたって外来に通院している数人の患者さんのエピソードをまとめた架空の患者さんで，特定の人ではありません。また，この後に症例として紹介する患者さんも，同様に，何人かの患者さんのエピソードをまとめた架空の患者さんです。

症例：Aさん，女性

　Aさんは，地域の金融関係の仕事に長く勤め，定年退職後は，ご主人と2人の静かな生活をしていました。息子さんと娘さんはいずれも隣の県に家族とともに住み，年に数回訪ねてきます。元来，しっかりした几帳面な性格で，退職後もかつての同僚と親しく交際を続け，地域でのコーラスを楽しんでいました。また，特別の身体的疾患に罹患していません。

最近の出来事を忘れている

　Aさんは，64歳頃から少しずつもの忘れが目立つようになりました。まず，財布や鍵などの置き忘れが多く，しょっちゅう捜すようになりましたが，そのようなもの忘れは年をとれば誰にでもあるであろうと，とくに心配していませんでした。ご主人が，どうも普通ではないと初めて気づいたのは，電話での話をよく憶えていないことと，日付の勘違いでした。Aさんは，50歳頃から地域のコーラスグループに参加し，リーダーの1人として活躍していました。また，そのメンバーと一緒に食事をしたり，都心へ音楽を聴きに行ったり，演劇を観に行くことを楽しみにしていました。ところが，ある時期から約束の勘違いをするようになり，日付を間違えたり，待ち合わせの場所を間違えたりするようになりました。とくに，約束の日時の変更が電話で連絡されたとき，その変更

が記憶されません。メモを取っているはずなのに，それを確認することを忘れるようです。そのため，「おかしいわ，皆さんと会えなかった」と言って帰ってきたり，友人からの「もう奥さんは出られましたか」という問い合わせが何回か続きました。そのうちに，楽しんだはずの音楽会や演劇についてあまり詳しく話さなくなり，尋ねてみると，その記憶がときに曖昧であることにご主人は心配になりました。そこで，Ａさんが66歳のとき，もの忘れ外来を受診することになりました。

　初めての診察のとき，家族関係などを尋ねると，はきはきと答え，問題はありません。しかし，いろいろ質問していくと，最近の出来事についての記憶が曖昧であることがわかりました。たとえば，「お正月は皆さんが集まって楽しかったですか？」と尋ねると，「お正月ですか。いつもと同じです，楽しかったです」とにこやかに答えます。ところが，「息子さんと娘さんは同じ日に来られたのですか」と具体的に尋ねると，とまどった表情をし，「皆一緒だったかしら……」と，自信なげにご主人のほうを見て助けを求めます。初孫も一緒だったのでＡさんは非常に嬉しそうだったとのことですが，どうもそのときの記憶が曖昧なようです。ご主人のヒントである程度思い出すことができ，息子さんと娘さんは別々の日に訪ねてきたことを思い出しました。ご主人によると，日常的に話したことを，さほど時間が経っていないのに忘れてしまっていることが多くなったとのことです。話だけでなく，数カ月前に体験したことについても記憶が曖昧なことが少なくないようです。しまい忘れや置き忘れも多く，かかりつけ医を受診するとき，健康保険証や診察券がないといって捜し回ることが多いといいます。もともと，大事なものはどこに何が置いてあるかをよく把握している几帳面な人であったので，この1〜2年の変化にご主人は心配だといいます。

記憶検査：遅延再生ができない

　認知症の診断でよく使用されるミニメンタルテストは 25 点，長谷川式テストは 23 点でした（これらのテストについては 28 ページおよび**表 1-2**，**表 1-3** を参照してください）。このテストの中の 3 単語の記憶検査は，たとえば「桜，猫，電車」という 3 単語を憶えてもらい，憶えてもらった直後と他の検査を挟んだ数分後にもう一度思い出してもらうというものです。後の記憶再生を遅延再生と呼び，アルツハイマー病の人は苦手です。A さんも遅延再生の結果は悪く，日付に関しても自信なげでした。より詳しい記憶検査として，物語再生検査も行いました（この検査については 29 ページで説明します）。

　なお，成人知能検査法では，言語性 IQ も動作性 IQ もほぼ 100 でした。このようにみてみますと，新しいことを憶える力は非常に低下していますが，昔憶えた記憶，あるいは知識は保たれており，日常的なことの理解力やごく常識的な判断力はほぼ保たれていました。

画像検査で脳の変化を見る

　認知機能の低下が脳の病気によるということをはっきりさせるために，脳の MRI 検査を行いました。A さんの脳は，全体としては大きな変化はありませんでしたが，記憶機能に関係の深い海馬と海馬傍回が両側とも少し小さくなっていました。また，SPECT（単一フォトン放出型コンピュータ断層撮影）という検査で脳の血流を調べたところ，後部帯状回と楔前部と呼ばれる，やはり記憶に関係のある場所に血流の低下がみられました。そこで，A さんはアルツハイマー病ですが，まだ初期の段階である，と診断し，ご主人にそうお話ししました。

なお，アルツハイマー病の診断を受けた後，ご主人は自分の判断で，病名をAさんに話したそうです。「この後，できるだけ積極的な生活をしながら，進行を少しでも遅くしよう，と話し合えたので，告知してよかった」とご主人は言いました。動揺するのではないかと初めは心配だったが，Aさんは終始冷静に話を聞き，よろしくお願いします，と言ったとのことです。

家に閉じこもらず，活発な生活を
　Aさんとご主人に，薬物療法として塩酸ドネペジル（商品名アリセプト）の話をし，処方することにしました。そして，病状ができるだけ進まないように，2人に次のような日常生活のアドバイスをしました。
　①ご主人とできるだけ一緒に外出し，散歩をすること。歩くこと自体が身体の健康によいのですが，それだけではありません。外の景色を目にしながら自分の足で目的地まで歩くことにより，またいろいろルートを変えながら歩くことによって，場所の認識力をできるだけ失わないようにするのです。
　②炊事をできるだけ続けること。献立を考え，買い物に行き，それにあった食材を購入し，料理を作るということは，非常に知的な行為です。もちろん，炊事だけがよいというわけではありません。その人がそれまでしてきた知的な行為を続けてもらいたいのです。Aさんは専業主婦として，料理が好きということなので，炊事を勧めたのです。
　③十数年来の地域におけるコーラスグループへの参加をこれからも続けること。地域の集まりや昔からの趣味の集まりを絶やさないようにすることが大事です。
　初診から3年間，ご主人の努力もあり，大きな問題もなく生活は続いていました。Aさんはもともと旅行が好きであったようですし，ご主人

は50歳代まで山登りを続けていたとのこと．そこで，いろいろな場所を旅行し，楽しむようにしていました．新緑の奥入瀬渓谷，夏の山中湖湖畔や栂池自然園，秋の上高地や裏磐梯など，季節ごとに旅やハイキングを楽しんでいたようです．とくに，長く親しくしているご夫妻と一緒に旧東海道の一部を徒歩でゆっくり旅したのは楽しかったと言います．

　もの忘れのある人が旅行で困るのは，トイレです．介護者がトイレの前で待っていれば問題ないのですが，その場にいないと，捜そうとしてとんでもない方向に行ってしまうことがあります．また，温泉に入る旅行ですと，部屋に付いている風呂ではなく露天風呂などに入りたいものです．ところが，もの忘れのある人は脱衣所で自分の衣服をどこに置いたかを忘れてしまいます．多くの人は旅館の着物を着るため，ロッカーの番号や脱衣かごの場所で憶えなければなりません．Aさんも1人で風呂に行くとこれがうまくいかないのですが，親しい女性と一緒であれば問題ありません．なお，このような場合も予想して，家族風呂を用意している旅館もあります．

　Aさんは外来に2カ月に1回通院していましたが，その3年間くらいは，どこをどう旅行したかという話題が中心でした．「どこへ行かれましたか」と尋ねると，「えーと，どこだったかしら」と，とっさには答えられませんが，ご主人が撮った写真を見ながら，「ああ，そうだったわ」と，ある程度は思い出します．初めのうちは旅のエピソードの一部を確かに思い出しているようでしたが，そのうちに，写真を手掛かりに旅のエピソードを思い出すのもだんだん難しくなってきました．しかし，写真の笑顔から旅を楽しんでいる様子はうかがえました．また，そのほんの一部でも思い出して，話をするということ自体が意味のあることです．

道に迷う，炊事にとまどう

　こうして穏やかな日々が続いていましたが，発症5年目からは，場所見当識の障害が進んできました。コーラス活動は喜んで続けていましたが，練習は電車で20分ほど離れた場所にある市の会館で行われていましたので，その往復が問題です。通院し始めてから1年くらいはなんとか1人で通うことができましたが，駅には複数の路線が集まっているので次第に混乱するようになりました。そのため，行きはご主人が送り，帰りは友人が自宅に近い駅まで送ってくれました。2年間はそのような形でコーラス活動を続けていましたが，ついに自宅の近くでもときに迷うようになり，コーラス活動を続けられなくなりました。

　家事としては，洗濯や掃除はきちんとしていましたが，炊事はだんだんできなくなりました。買い物に1人では行けなくなったので，ご主人が一緒に行きます。何をどのくらい買うかはできるだけAさんに考えさせるようにしていましたが，だんだんと自分で考えなくなり，会計のときも簡単な暗算をしなくなりました。料理のときはご主人も手伝っていますが，レパートリーは少なくなりました。ご主人が驚いたのは，料理の手順がわからなくなったことです。包丁の使い方などは，昔と変わらず達者です。たとえばリンゴの皮をむくのはうまいものです。しかし，何段階かで行う作業はできません。何十年と作っていたカレーの作り方，その手順をご主人に尋ねるようになりました。そして，全体として気力が低下したように見えました。

　この頃，近くへ買い物に行った帰り，自宅付近で，ちょっとした勘違いで誤った方向に向かってしまったのでしょう。4時間も炎天下を歩き，警察に保護されたときにはパニック状態になっていました。大分怖い思いをしたのか，その後は1人では外出をしたがらなくなりました。

アート塾で美術を楽しむ

　発症して6年目，外へ出ることが少なくなったため，生活の活発さが大分低下してきました．そこで，私の外来と協力して行っているアート塾の美術療法への参加を勧めてみました．Aさんは，「高校を卒業してから，絵なんて描いたことがないから，私にできるかしら」と，初めは尻込みしていました．しかし，一度体験的に参加してもらったところ，その場の雰囲気に親しみを感じて，ご主人と一緒に定期的に参加することになりました．アート塾での美術療法は臨床美術とも呼んでおり，「絵画や彫刻，陶芸など，美術のいろいろな表現方法に実際に取り組んでもらうことを通して，楽しみながら生活の質（quality of life：QOL）を高めようとする治療法」です．「上手」，「下手」といった評価は決して行わず，患者さんの感じたままの表現を積極的に評価します．Aさんは臨床美術士の話をよく聞き，制作の意図も理解しました．何よりもAさんが臨床美術を楽しみとしました．約3年間にわたって，月に3回，意欲的に参加し，素晴らしい作品をたくさん創りました．

デイサービスへの参加

　アート塾に通い始めて2年ほど経ってから，私はご主人に介護保険の要介護認定を申請するように勧めました．Aさんは炊事だけでなく，洗濯も，掃除もだんだんとしなくなってきました．1人での外出はほとんどできなくなり，近所の人と会って話す機会も少なくなっていました．アート塾では他の患者さんや家族と話をしますが，アート塾以外のときはほとんど何もせず，他の人と会って話す機会も少なく，家に閉じこもる傾向が出てきたためです．

　もう1つの問題は，ときどき「誰かが覗いている」とか「○○を盗られる」とか，これまでと違って，びくびくした様子もみられるよう

になったことです。「誰かが私のものを盗みにくる」と真剣な顔つきで言うようになりました。もの盗られ妄想では，もっとも身近にいる介護者，この場合はご主人が対象になりやすいのですが，Aさんの場合は「誰かよその人が入ってくる」という言い方でした。ときに，娘が持って行ったのかしらとも言います。激しく誰かをなじるというわけではありませんが，そのときは表情が相当に硬いとご主人は言います。

介護保険の認定は要介護1でしたので，週2回のデイサービスを試みました。デイサービスに通って少しでも活動レベルを上げ，いろいろな人たちと付き合って，社会性を保つようにしたほうがよいと思ったからです。妄想的な世界に入り込まないようにするためもあります。Aさんはもともと人付き合いのよい人でしたので，何人か同じ程度の認知症の患者さんたちと仲良くなり，デイサービスでの歌，習字，絵画などの活動を楽しむようになりました。

発症して9年目から病状はさらに進み，家にいてもご主人が自分の目の届く範囲にいないと不安になるようでした。ご主人が自分の部屋で仕事を始めると，しばらくしてAさんはご主人がいるかどうかを確かめに来ます。もしいないと不安げに家の中をあちこち捜し回り，さらに外に出ようとするので，だんだんと目が離せなくなりました。外来に通院することも難しくなり，アート塾での臨床美術への参加も中止しました。

発症から10年，Aさんは基本的な日常生活動作である着替えや入浴にも介助を必要とするようになったため，グループホームに入所しました。その後，日常生活のほとんどを介助されながらも，穏やかな生活が続いています。

【アルツハイマー病の症状と診断】

　アルツハイマー病の症状は，いつとはなしに始まります。家族が後で振り返ってみて，「そういえば，2年くらい前から忘れっぽくなったと思います。日付をよく間違え，待ち合わせの約束をすっかり忘れることもありました」などと語ります。一般に，病状がかなり進んでから気がつかれることが多いですが，もし家族や周囲が早い時期にもの忘れに気がついたとしますと，この病気の全経過は長く，10年以上に及ぶこともあります。

　全経過は，初期，中期，後期の3段階に分けられます。初期はもの忘れが目立つ時期で，最近のこと，新しく耳にした情報や体験を記憶しておくことが難しくなります。日付がわからなくなることも特徴的です。Aさんはこの段階で診断されました。その後記憶障害が著しく進行し，理解力と判断力も低下しますと中期と呼ばれ，日常生活でしばしば混乱した行動がみられます。さらに進むと，自立した生活はできなくなり，介護者の介助・サポートが必要になります。さらに，失禁が日常的になりますと全面的に介助が必要です。これ以後は後期と呼ばれます。アルツハイマー病の進行のパターンと各段階での対処の仕方は第2章で詳しく述べます。まず，どのようにして臨床的に診断するかということから述べましょう。

1. 症状から診断する：生活をよく見るとわかる

　アルツハイマー病の初期症状は，時間の見当識障害と新しいことを憶える記憶の障害です。記憶障害についてはすでに述べましたので，病気が進むとどのような症状が出現するかをみてみましょう。認知症は脳の病気であり，脳の高次の機能が障害されています。しかし，理解力の低下や判断の誤りなどは，診察室の面接の中では現れにくいものです。このような知的機能の低下は，生活のあり方を見るとよくわかります。認知症の症状は，生活する上での障害として現れるのです。

日付と場所がわからなくなる：時間と場所の見当識障害

　私たちは，今どういう時間の流れの中で，どのような場所にいるかということを，とくに努力しなくてもわかっています。ところが，アルツハイマー病の患者さんは，たとえ昔のことを憶えていても，生まれてから今までの大きな時間の流れについては，病気の初期からかなり混乱しています。生活史を聞いてみると，その人にとって大事な事柄についても時間関係が前後しています。最近のことを憶えられなくなっているので，カレンダーを見ても，今日が何日であるか混乱します。

　場所の見当識障害は，それより少し遅れて出現します。私たちは，じっと目をつむって，自分が日本のどの地域にいるのか，東京であれば東京のどの辺りに住んでいるのか，山手線，中央線，東海道線，京浜東北線がどのように走っているかをおおよそイメージすることができます。ですから，地図で自分の家の場所を探すとき，すぐにおおよその場所に目が行きます。しかし，アルツハイマー病の患者さんに地図を見せ，「あなたの家はどの辺りですか」と尋ねると，病状の少し進んだ患者さんではそのおおよその見当づけがうまくいきません。病院の敷地内で，ある場所に行ってもらおうとすると，いきなり反対方向に向かう患者さんがいます。最初の大体の方向を間違えてしまうのです。また正しい方向に向かっても，その場所に着くための目印がぴんと来ないようです。たとえば「○○の看板の店まで行ったら，そこを左に曲がって」と言っても，その大きな看板を通り過ごしてしまいます。Aさんは，長年行っている近くのスーパーマーケットに行くのに，ご主人にいちいち地図を書いてもらっていました。このような場所の見当識障害は視空間失認とも関係があります。視空間失認とは，目で見た対象が何であるかはわかるのに，それが空間内に占める位置との相互関係がわからなくなるという症状です。

　なお，最近は携帯電話という便利なものがあるので，外出時にはぐれたり迷ったりした場合のために，これを持ってもらうようにしています

が，大事なことは日頃から使い方を練習しておくことです。普通の電話であれば必要なときにかけられるのに，発症するまで携帯電話を使ったことがなかった患者さんの場合は，よほど練習していないと，いざ迷ったとき，焦ってもいますし，どうやって電話をかけたらよいかがわかりません。また，かかってきた電話をどう受けたらよいかわからないこともあります。

日常生活にとまどう：理解力・判断力の低下

日常の生活においても，何か少しでも創造的なことをしようとすれば，まず計画を立て，必要なものを揃え，順序立てをし，途中でそれがうまく進んでいるかをチェックしながら，実行してゆきます。その一連の流れ全体を実行機能と呼びます。非常に高次の知的活動であり，前頭葉機能を反映しているといわれています。実行機能には物事を行うにあたっての理解力・判断力と，知的な行為という面があります。

日常の行為の中では炊事がよい例ですので，これを例にとって考えてみましょう。計画段階，すなわち献立を立てるには，自分と家族の食事の好み，最近の健康状態，最近食べたもの，季節などいろいろな要因を考えながら決めます。自分の置かれている状況を理解し，判断することが求められます。次いで買い物に行き，必要なものを必要な量用意し，調理に入ります。あまり複雑でない料理でも細かく見ると数段階の手順があり，それに沿って行います。それぞれの段階で正しい判断が求められます。アルツハイマー病が中期に入ると，そのような理解力・判断力が低下するため献立が立てられず，料理の手順のイメージが失われているため，単純なおかずが繰り返されます。

実行機能は前頭葉だけの機能とは思えません。実行の段階を考えてみますと，高次の道具使用が含まれているからです。失行と呼ばれている症状は，運動機能は損なわれていないのにあるまとまった動作ができないという症状ですが，その中に，観念失行と呼ばれる症状があります。

日常よく使われる物品を適切に使用できなくなった状態のことです。よく行われる検査としては，切手・封筒・手紙・糊を渡して，手紙を封筒に入れ，封をし，切手を貼るという行為を完成させるものがあります。アルツハイマー病の中期後半に入るとこれができなくなります。この障害は，左半球頭頂葉にあるといわれています。

　炊事という行為のうち，献立を立てる段階にかかわるのは前頭葉でしょうが，手順を立てて調理を実行する段階には頭頂葉も関係していると思われます。アルツハイマー病では頭頂葉は侵されやすい部位です。

　なお，病気が進みますと，ごく日常的な行為，たとえば着衣ができなくなります。着衣は，子どものときにしつけられてから，自動的でごく自然に行われる動作です。ところがその能力が失われ，衣服の上下，裏表，さらには左右など，衣服と自分の身体との関係に混乱が起こり，服を着ることができなくなります。これは着衣失行と呼ばれ，Aさんも発症10年目にその症状が出てきました。

2. 知能検査で診断をより正確に

　外来を受診した人が認知症かどうかは，多くの場合，家族から日常生活を詳しく聞けばおおよそわかります。しかし，診断，とくに初期アルツハイマー病の正確な診断と，その人のその後の経過を予測するためには，知能検査が必要です。

ミニメンタルテストと長谷川式テストでおおよその目安をつける

　病気のおおよそのレベルをみるには，ミニメンタルテストと長谷川式簡易知能評価尺度（以下，「長谷川式テスト」と略称します）がよく用いられます（表1-2，表1-3）。この2つの検査は似ている部分もありますが，それぞれによい部分があり，両方を使う医師が多いようです。私も両方を使います。質問の内容をみると，アルツハイマー病に現れやすい症状を反映する質問が多くあります。

たとえば，診察を受けている日の日付や場所を言ってもらうのは時間・場所見当識検査です。いくつかの単語を憶えてもらい，その直後に答えるのを直後再生，5〜6分後にそれらの言葉をもう一度言ってもらうのを遅延再生と呼びますが，これは記憶が固定されているかどうかをみる検査です。また，100から7を順次に引き算していく（100－7＝93，93－7＝86，86－7＝79……）のは単に計算ができるかどうかをみているのではなく，注意の持続をみています。知っている野菜の数をできるだけ多く言ってもらう検査は，言語の流暢性（よどみのなさ）をテストしており，前頭葉の機能がわかります。アルツハイマー病の兆候のある人は，言った野菜の名前を忘れるため，同じ野菜の名を繰り返してしまう傾向があります。前頭葉が障害されやすい血管性認知症では，名前が少ししか出てきません。

　ミニメンタルテストと長谷川式テストでは，どちらの検査も，30点満点で21点以上を正常範囲，20点以下を認知症の疑いありとします。しかし，この基準は，疫学的調査（ある地域に住む住民の中に認知症の患者さんがどのくらいいるかという調査研究）のためにこのテストを用いる場合のものです。実際に診察しますと，アルツハイマー病の初期の患者さんの知能はまだ全体としては保たれているので，25点以上の人が少なくありません。また，20点以下でも認知症ではない人もいます。これらの検査の成績は，あくまでも目安です。

物語再生検査：診断価値が高い

　記憶検査には多くの方法があります。中でもよく知られているのは，ウェクスラー記憶検査法（WMS-R）です。しかし，これは認知症の診断のために開発された記憶検査法ではないので，記憶障害が始まっている患者さんには難しすぎます。そのため，その中の論理記憶（物語再生）と呼ばれている部分を，少し変えて，易しくした方法を用いています。

表1-2 ミニメンタルテスト

	質問内容	回　答	得　点
1 (5点)	今年は何年ですか 今の季節は何ですか 今日は何曜日ですか 今日は何月何日ですか	年 曜日 月　日	
2 (5点)	ここは何県ですか ここは何市ですか ここは何病院ですか ここは何階ですか ここは何地方ですか（例：関東地方）	県 市 階	
3 (3点)	物品名3個（相互に無関係） 正答1個につき1点を与える 3個全て言うまで繰り返す（6回まで） 何回繰り返したか（　　回）		
4 (5点)	100から順に7を引く（5回まで）		
5 (3点)	3で提示した物品名を再度復習させる		
6 (2点)	（時計を見せながら）これは何ですか （鉛筆を見せながら）これは何ですか		
7 (1点)	次の文章を繰り返す 「みんなで，力を合わせて綱を引きます」		
8 (3点)	（3段階の命令） 「右手にこの紙を持ってください」 「それを半分に折りたたんでください」 「机の上に置いてください」		
9 (1点)	（次の文章を読んで，その指示に従ってください） 「目を閉じなさい」		
10 (1点)	（何か文章を書いてください）		
11 (1点)	（次の図形を書いてください）		
		得点合計	

表 1-3　長谷川式テスト

	質問内容		得　点
1	お歳はいくつですか？（2年までの誤差は正解）		0　1
2	今日は何年の，何月何日ですか？	年 月 日 曜日	0　1 0　1 0　1 0　1
3	私たちが今いるところはどこですか？ 　（自発的に出れば2点。 　　5秒おいて，家ですか？／病院ですか？／施設ですか？　の中から正しい選択をすれば1点）		0　1　2
4	これから言う3つの言葉を言ってみてください。後でまた聞きますのでよく憶えておいてください。 　1：a）桜　b）猫　c）電車 　2：a）梅　b）犬　c）自動車		0　1 0　1 0　1
5	100から7を順次に引いてください。（100−7は？それからまた7を引くと？）	93 86	0　1 0　1
6	私がこれから言う数字を逆から言ってください。 　（6−8−2，3−5−2−9を逆に言ってもらう）	2−8−6 9−2−5−3	0　1 0　1
7	先ほど憶えてもらった言葉をもう一度言ってください。 〔自発的に回答があれば各2点。 　もし回答がない場合，以下のヒントを与え，正解であれば1点。　a）植物，b）動物，c）乗り物）〕		a：0　1　2 b：0　1　2 c：0　1　2
8	これから5つの品物を見せます。それを隠しますので何があったか言ってください。 　（時計，鍵，タバコ，ペン，硬貨など相互の無関係なもの）		0　1　2 3　4　5
9	知っている野菜の名前をできるだけ多く言ってください。 　（0〜5＝0点，6＝1点，7＝2点，8＝3点，9＝4点，10＝5点）		0　1　2 3　4　5
		得点合計	

アルツハイマー病の患者さんは初期段階から，新しい情報，とくに「誰が，いつ，どこで，何をした」という，耳から入れるニュース形式の情報を記憶する能力が低下しています。そこで，ニュース形式の短い物語を憶えてもらい，後でその物語を話してもらいます。この検査はアルツハイマー病と年相応のもの忘れを鑑別する上で有効です。

　物語再生検査はその目的によっていろいろな長さの文章が用いられます。ウェクスラー記憶検査法では25語句から成る比較的長いニュースを用いていますが，25語句というと随分長い文章です。私の外来では，15語句から成る文章を話して聞いてもらい，その直後，すなわち「直後再生」と，約30分後にその話をどれくらい憶えているか，すなわち「遅延再生」を調べます。遅延再生を調べるまでの時間（遅延時間）は厳密なものではありません。その間に他の検査を行い，問題の文章から一旦注意をそらすことが狙いです。これは，記憶力低下がまだ軽度で，年相応のもの忘れとの鑑別の必要なときに行っています。私は，たとえば以下のような文章を用いています。

　「今年の／桜の／開花は／全国的に／例年より／10日早く／東京では／3月末に／満開になりました。／上野公園には／多くの花見客が／訪れ，／夜になっても／夜桜を／楽しんでいました。」

　健康な高齢者も年相応のもの忘れの人も，直後には約2/3（9〜11語句）を正しく答えられます。アルツハイマー病初期の患者さんでも，直後にはその内容を比較的よく憶えており，5〜8語句を正しく答えます。違いは30分後に現れます。年相応のもの忘れの人は，直後と同じくらい正しく答えられます。それに対し，アルツハイマー病初期の患者さんは，30分後にはほとんど憶えていないのです。検査を受けたことすら忘れている人も少なくありません。これは「遅延再生障害」と呼ばれ，アルツハイマー病の記憶障害の特徴です。

成人知能検査法：理解力・思考力の変化をみる

　ミニメンタルテストや長谷川式テストは認知症のスクリーニングのために作られた検査法ですが，その他の知能検査もどのような知能面が侵されているかを知るために，また患者さんの認知機能低下の経過をみる物差しの1つとして使うことがあります。私が用いるのは，ウェクスラー成人知能検査法改訂版（WAIS-R：以下「成人知能検査法」とします）です。この検査法は，その人の元来の素質としての知能と，学習して獲得してきた知能を反映しますので，その成績から認知症かどうかを診断することはできません。アルツハイマー病初期の場合，この検査では健康な高齢者と変わらないレベルを示す患者さんが少なくありません。しかし，アルツハイマー病は知能全体が障害を受ける病気ですから，アルツハイマー病が中期に入ると成績は著しく低下します。

　この知能検査は大きく分けて，「言語性テスト」（下位6項目）と「動作性テスト」（下位5項目）の2つの検査から成っています。言語性テストでは，学習を通じて得た知識の表現力や，思考力・抽象能力を測ることができます。また，動作性テストでは，情報処理をいかに速く行うことができるかを見ます。なお，最新版のWAIS-Ⅲ（日本語版は2006年に発刊）は，7言語性テストと7動作性テストの計14下位項目から成っています。

　①**言語性テスト**

　一般的な「知識」，特定の言葉の意味を説明する「単語」，「算数」，社会的に常識的なことを論理的にまとめて話す「理解」，皿とスプーン，牛と馬など対となる2語の共通点を説明する「類似」など，6つの項目から成っています。言語性知能はアルツハイマー病初期には保たれていますが，算数の成績は記憶障害を反映して早くから低下する傾向があります。

　②**動作性テスト**

　カードに描かれた絵を見せて，欠けた部分を探す「絵画完成」（たと

えば「自動車の絵なのに，見えるはずの手前のタイヤが描かれていない」），3～6枚のカードに分割して描かれた絵からストーリーを推測して絵の順序を並べる「絵画配列」（4コママンガを1枚ずつ切り離したようなもの），4個または9個の立方体積木を用いてカードに示されている模様を構成する「積木模様」などの5つの項目から成っています。

病状が進行すると，言語性テストでは，概念形成に関係がある「類似」が低下しやすく，動作性テストの中では絵画配列が低下しやすいという傾向があります。これらは，前頭葉機能の低下を反映するのでしょう。これらが保たれているときは日常生活もしっかりしています。

【アルツハイマー病の治療と告知】
1．塩酸ドネペジル：アルツハイマー病に対する薬剤
アルツハイマー病の治療薬として，現在日本で認可されているのは塩酸ドネペジル（商品名アリセプト：以下「ドネペジル」とします）だけです。この薬は，「アセチルコリン分解酵素阻害薬」の1つです。

アルツハイマー病では脳のアセチルコリン活性が低い
脳は記憶，言語，注意，視覚認知など高次の機能を遂行するために，非常に多くの神経細胞がネットワークを組み，膨大な情報を伝え合いながら働いています。その情報を伝えるには神経伝達物質と呼ばれる化学物質が必要です。アセチルコリンは，もっとも重要な神経伝達物質の1つです。アルツハイマー病の脳は，顕微鏡で見ると老人斑と神経原線維変化がたくさん見られ，神経細胞が少なくなっていることはすでに述べましたが，生化学的に調べたところアセチルコリンの活性が低いことがわかりました。アセチルコリンを脳の広い部位に送る神経細胞がたくさん詰まっている神経核にも病変が著しく現れることが原因です。動物実験では，脳のアセチルコリンの働きを阻害すると記憶障害に似た症状が出ることがわかりました。そこで，アルツハイマー病の脳のアセチルコリ

ン活性を高めるために開発されたのがドネペジルです。なお，ドネペジルを投与するには，初めに1日1回3mgを1ないし2週間処方し，消化器系症状（吐き気，嘔吐，下痢）などの副作用が出現しないことを確認してから1日1回5mgを処方します。

ドネペジルは，意欲や自発性を高める

　ドネペジルは，アルツハイマー病でもっとも目立つ記憶障害を改善することができると期待されました。病気のごく初期に診断され，この薬を処方された患者さんの中には，記憶の改善がみられた例もあります。しかし，病状が少し進んだ患者さんでは，期待したほどの効果がありません。アルツハイマー病と診断されたときは，記憶機能にもっとも重要な海馬とその周辺の大脳皮質がすでに大分傷んでいるからです。その代わりに，注意力や自発性といった全体的な精神的活力を高める効果があります。なんとなく暗く，閉じこもっていた患者さんが明るく，活動的になった例もあります。ドネペジルを服用する前と服用してから1年後について，脳の血流をSPECT検査で調べてみますと，ドネペジルを服用しなかった患者さんに較べ，前頭葉の血流が高いことがわかりました。少なくとも，ドネペジルが前頭葉の機能が低下することを防いでいました。

効果を上げるには，働きかけが大事

　ドネペジルが意欲を高めるといっても，1日中漫然とテレビを眺めていた患者さんが，服薬を始めたら急に家事をし始めるということはありません。患者さんが少しでも活発な生活をするように日常的な働きかけがなければ，薬の効果は出てきません。散歩に誘う，食事のときに話の輪の中に入るよう促す，家事を一緒にするよう促すなど，常に働きかけることが大事です。私はとくに，デイサービスへの参加を勧めています。あんなところは老人の行くところだから嫌だ，おっくうだ，人と話

すのが面倒くさい，などと言ってデイサービスを拒む患者さんには，服薬と併行して働きかけを続けます。そうして，渋々でも行くようになると，案ずるよりその場に慣れ，その後数年，デイサービスでの生活を楽しみ，精神的に安定している患者さんは少なくありません。

　ドネペジルを服用すると，ミニメンタルテストの点数で1～2点ほど改善します。アルツハイマー病の進行は，平均すると1年間にミニメンタルテスト換算で初期には1点ずつ，中期に入ると2点ずつ低下するといわれています。したがって，ドネペジルの効果は，病状を約1年前に戻すことができるといえます。しかし，その効果は長続きせず，約1年で薬を飲み始める前のレベルに戻り，それ以降も知能の低下は少しずつ進行してゆきます。

　ミニメンタルテストや，ドネペジルの治験のとき使われたアルツハイマー病評価尺度（Alzheimer's Disease Assessment Scale：ADAS）と呼ばれる検査法で現れた効果は厳密な統計的解析によるものです。その効果は全体の平均です。多くの患者さんにドネペジルを処方してみると，効果のみられる人と，ほとんどみられない人がいます。これは私の外来診察での感触にすぎませんが，効果がはっきり現れる患者さんは処方したうちの3割くらいです。しかし，その患者さんたちには，ミニメンタルテストの1～2点ではなく，もっと効果があるという印象を持っています。

　ドネペジルは，認可された当初，比較的軽度ないし中等度のアルツハイマー病が対象で，1日5mgの処方でした。その後重度アルツハイマー病に対する治験が行われ，1日10mgの投与が認められています。ただし，重度アルツハイマー病は第2章で述べるように焦燥と呼ばれる症状が少なくありません。ドネペジルはそれを強めることがあるので，注意が必要です。

2．その他の薬剤
　現在，次のような薬剤が治験中です。

ガランタミン：ドネペジルと同じく，アセチルコリン分解酵素阻害薬ですが，ニコチン性コリン受容体に対する調節作用をも通じ，アセチルコリンの作用を増強します。そして，認知機能だけでなく，認知症に伴う精神症状にも効果があるといわれています。すでに欧米では臨床の場で使われており，日本でも近い将来認可される可能性が高い薬です。

リバスチグミン：これもアセチルコリン分解酵素阻害薬の1つです。副作用として，投与初期，用量を増量していく期間に，吐き気や嘔吐などの消化器系の症状が出やすいことがわかっています。それを防ぐためにパッチ製剤（薬剤のついたシールを背中に貼り付ける）の投与が試みられています。

メマンチン：これまでと異なった作用を持つ薬で，N-メチル-D-アスパラギン酸（NMDA）受容体の拮抗薬です。グルタミン酸はヒトの脳に存在するアミノ酸で，記憶や学習の基礎となる神経系の受容体に結合します。アルツハイマー病の脳ではグルタミン酸によるNMDA受容体の過剰な刺激が神経の脱落を引き起こすといわれています。メマンチンはそれを防ぐ薬です。中等度から重度のアルツハイマー病患者さんに対して用いられ，臨床症状の悪化が低減するといわれています。

3. 告知：患者さんに病気についてきちんと話すべきか

アルツハイマー病を発症すると，だんだん自分の身の周りで起きていることがわかりにくくなり，いずれ自分の意志で日々の生活のあり方を決められず，基本的な日常の生活動作（ADL）すら介助を必要とするようになる，ということは多くの人が知っています。そのため，アルツハイマー病の可能性が非常に高いと診断されたとき，本人にありのままを伝えてよいかどうか迷うところです。健康な高齢者に，自分がアルツハイマー病と診断されたとき，率直に伝えてほしいですかと尋ねますと，多くの人は伝えてほしいと答えます。自分が発症したら，それを知るのは患者としての権利であり，自分の将来は病気を抱えながらも自分

で決めたいと考えるからです。では、あなたの配偶者がアルツハイマー病を発症したら、配偶者（患者さん）に病名を率直に伝えてよいですかと尋ねると、それは待ってほしいと答える人が多いです。配偶者に伝えることは、アルツハイマー病を発症した配偶者の悩みと不安を自分が受け止めなければなりません。しかも、数年以上も。家族はそれに耐えてゆけるかどうか不安になります。ですから、患者さんに病名を告知することに逡巡します。

告知に慎重な立場

先ほど、症例としてご紹介したAさんを初めて診察したときには、まだアルツハイマー病の告知について議論が始まったばかりの頃でした。医師の中にもまだ、告知について慎重論が多かったときです。慎重論の人たちは、まず診断の確実性について問題にします。アルツハイマー病の診断は、最終的には脳を顕微鏡で調べてされるものですが、ある程度進行した段階になれば、90％以上の精度で臨床的に確定診断することが可能です。しかし、病名の告知は初期の患者さんにとってこそ、その後のことを自分で考えられるという点から、もっとも意味があります。ところが、アルツハイマー病初期やその前段階である軽度認知障害では臨床診断が難しいことも少なくありません。第2の理由は、アルツハイマー病に対する有効な治療法がないことです。アルツハイマー病に対して認可されている唯一の薬剤、ドネペジルは症状をある程度軽減しますが、病気の進行を止めることはできません。そのため、病名告知が患者さんの不安と混乱を引き起こしかねない、それを家族が対応できないのではないかと怖れるのです。

告知に積極的な立場

一方、原則として患者さんに病名を告知すべきであるという立場の人は、患者さんは「知る権利」を持つと考えます。そうして、自分の病気

について本当の情報を得て，自分が受ける治療はもちろんのこと，自分の将来について，すなわち病気が進行したときどのような介護とサポートを受けるか，あるいは誰が自分の代理人になるかを自分で決定する権利があると考えます。

　このような考え方が広まった1つの契機は，平成16年10月に京都で開催された国際アルツハイマー病協会・第20回国際会議であったと思います。当時，国際アルツハイマー病協会に相当する日本の組織は『ぼけ老人を抱える家族の会』（現・社団法人認知症の人と家族の会）でした。その頃，この組織は患者さん自身ではなく家族の会でした。しかし，この会議にはアルツハイマー病の診断を受けた人たち，すなわち当事者が，治療と介護を受けるだけの存在でなく自分たちの意見を主張する存在として多数参加しました。このような時代の変化を反映して，国際アルツハイマー病協会では告知について積極的な立場をとっています。もう1つの理由は，「もの忘れ外来」などを通じて，認知症の早期診断と地域における教育活動が積極的に行われるようになり，認知症初期の患者さんが自分の意志で受診する例が増えてきたことです。彼らに対しては，ありのままを話します。そうして，家族や医療者が，どのように彼らを支えてゆくかを考えてゆくことになります。

症例：Aさんのご主人は告知を選んだ

　私がご主人に，Aさんはアルツハイマー病を発症しているとはっきり告げ，その後の生活の仕方について話したとき，病名を本人に告知するかどうかについては，2つの立場があることは話しましたが，どちらにすべきかについては述べませんでした。ご主人はAさんに病名を告げ，その後の生活をどのように送るかについてよく話し合ったといいます。

Aさんはつらかったでしょうが，冷静に話を聞き，よろしくお願いします，と言ったとのことです。

　その後も，病名に関連してとくに不安と混乱を示すこともなく過ぎていっています。Aさんが次から次へと忘れるので，ご主人もときにかっとして言葉が荒くなることもあるようですが，そのようなとき，Aさんに「私はアルツハイマー病なんですからもっと優しくしてくださいよ」と逆にたしなめられて参りましたと，苦笑していました。ご主人は，長く勤めていた会社を定年退職した後，その関連の会社に第2の就職をしていましたが，その仕事を少なめにし，Aさんと過ごす時間を多くとるようにしたといいます。相当な覚悟だったのでしょう。

　病名を告知するということは，告知することもつらいですが，その後をどうサポートするかが重要なのですから。

❖コラム❖　アルツハイマー病のアミロイド仮説

　アルツハイマー病の脳には，老人斑と神経原線維変化がたくさん見られ，大量の神経細胞が脱落しています。老人斑の多くは径 0.1 〜 0.2mm の球形のシミのようなもので，銀染色と呼ばれる方法を使って脳組織を染色して顕微鏡で見ると，その中心に硬く固まったアミロイドを見ることができます。これはアミロイド β（ベータ）タンパクが何千何万と結合し，線維状になったものです。神経原線維変化は細胞の中にみられる糸くずのような形をしたもので，異常リン酸化タウタンパクから成っています。これらの異常タンパクがどのようにして作られるのか，近年詳しく研究さ

れてきました。とくに老人斑はアルツハイマー病に特徴的ですので，大量のアミロイドβタンパクがどのようにして作られ，沈着し，細胞が消失するのかがわかれば，その治療法も生み出すことができます。

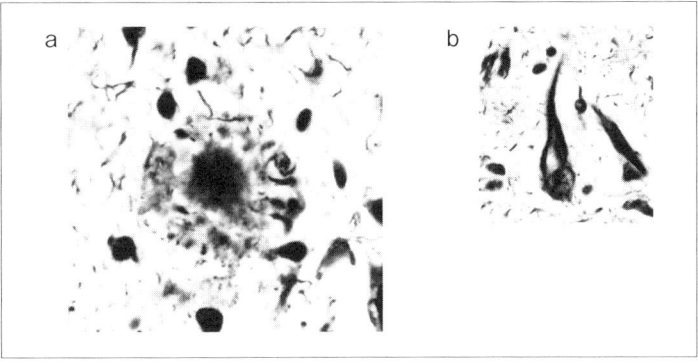

図 1-2　老人斑（a）と神経原線維変化（b）
（国立精神・神経医療研究センター　有馬邦正氏の提供による）

老人斑とβタンパク

まず，老人斑アミロイドは，40 個ほどのアミノ酸から成るタンパクが主な成分であることがわかりました。タンパクがわかるとそのアミノ酸配列を基に遺伝子を取り出すことができます。βタンパクは，神経細胞膜にあるアミロイド前駆体タンパク（APP）と呼ばれる大きなタンパクから切り出されることがわかりました。アミロイド前駆体タンパクは神経細胞膜の表面にあります。アミノ酸が 700 個くらいつながっており，大部分が細胞の外に出ており，一部が細胞の中に入っています。アミロイド前駆体タンパクが細胞膜を貫通する付近で，βセレクターゼとγ(ガンマ)セレクターゼという 2 つの酵素によって 2 カ所で切断されると，アミノ酸が 40 ～ 42 個程度つながった小さな断片であるβタンパクが切り出されます。それがなんらかのメカニズムにより凝集し，アミロイドとなって脳に沈着し，老人斑の核になることがわかってきました。アミロイドβ

タンパクが組織に溜まると神経細胞は傷害を受け、そのために壊された神経突起がアミロイドの周りにたくさん取り巻いています。

　アミロイドβタンパクは正常の人でも、絶えず少量作られています。しかし、彼らがアルツハイマー病にならないのは、それらが脳の中でただちに分解、処理されるか、あるいは脳の外に運び去られるからです。脳でアミロイドβタンパクの分解を行っているのが、ネプリライシンと呼ばれる酵素です。

βタンパクは生活のゴミ？

　アミロイドβタンパクの作られる量と分解される量のバランスが崩れると、βタンパクは重合してβアミロイドとして溜まりだし、アルツハイマー病が発症するのです。きれいなたとえではありませんが、βタンパクは生活のゴミのようなものと考えられます。年をとるとゴミがたくさん作られるようになり、一方でネプリライシンの機能は低下してゆき、それらを能率よく掃除して捨てることができなくなるため、脳の中にゴミが溜まってゆきます。このゴミは神経細胞に対して毒性を持っているため、神経細胞は損傷を受け、消えてゆくと考えられるのです。βタンパクが脳に溜まり始めて数年以上経つと、神経細胞の中に神経原線維変化が起こり、これも神経細胞が脱落する原因になっています。このように、まず脳にアミロイドβタンパクがたくさん作り出され、溜まってゆく過程が病気の原因であるとの考えを持つ研究者が多く、これをアミロイド仮説と呼んでいます。

　βタンパクの産生を抑える薬剤、分解酵素ネプリライシンの働きを促進する薬剤、ワクチンを使って凝集したアミロイドを脳から消失させる方法などが、アルツハイマー病の根本的治療薬、治療法として研究されています。

血管性認知症
―脳梗塞を繰り返しながら認知症へ―

　脳の動脈硬化症は心臓の動脈硬化症とともに，多くの人が罹っている生活習慣病です。脳の動脈硬化がある程度以上進行すると，脳出血や脳梗塞を起こす危険率が高くなります。そして，脳が相当な損傷を受ければ，血管性認知症になります。

血管性認知症は以前より少ない
　厚生労働省の『人口動態統計』によると，昭和40年代は脳血管疾患による死因が第1位でした。昭和50年以降は急速に低下し，現在（平成19年統計）は，悪性新生物（総死亡の30％），心疾患（16％）に次いで第3位（11％）です。このことは，かつて脳血管障害の後遺症に悩む人が非常に多かったことを意味します。認知症の原因疾患としても，1980年代までは東京都，神奈川県，愛知県などで調べられた調査では血管性認知症が40～60％，アルツハイマー病は20～40％と，血管性認知症の割合が高く，それが1990年代に入ってから逆転しています。たとえば，東京都の1973年の調査ではアルツハイマー病が25.8％，血管性認知症が59.9％を占めていました。それが，1988年にはアルツハイマー病23.1％，血管性認知症31.4％に，1995年の調査ではついにアルツハイマー病43.1％，血管性認知症30.1％と逆転しました。認知症の臨床診断の仕方や精度が40年前と現在とは違っていますので，それも要因の1つとして考えなくてはなりませんが，当時の神経病理学的診断統計でも，血管性認知症はアルツハイマー病の2倍以上でした。

小さな脳梗塞でも繰り返すと認知症へ
　1回の脳梗塞や脳出血で脳の組織が大きく壊されて，すぐに認知症に

なることもありますが，多くは脳梗塞を繰り返すうちに認知機能が段階的に低下し，認知症になります。脳のどの部位にどの程度の広がりの損傷があるかによって症状は異なりますが，アルツハイマー病と比べると記憶障害は顕著ではなく，意欲・活力の減退と思考力の低下が顕著で，1日中呆然と暮らす傾向があります。ここでは，神経症状は比較的軽度で，認知機能ないしは精神症状の目立つ患者さんの例を紹介します。

症例：Bさん，男性

　Bさんは，奥さんと2人で暮らしています。2人の息子さんは結婚して隣の県に住んでいて，1年に数回訪ねてくるだけです。Bさんはある会社の営業課長でした。活動的でよく仕事のできる人でしたが，仕事上外で夕食を摂ることが多く，また部下と飲酒し，深夜に帰ることも少なくありませんでした。若いときから飲酒を好み，家で食事を摂るときも晩酌を欠かしたことがありません。会社の健康診断で，50歳代後半に高血圧症と脂質異常症を指摘され，きちんと治療するようにいわれていました。Bさんは一応，受診して薬の処方を受けましたが，非常に多忙であったことと，自覚症状がないため，服薬は不規則でした。

　65歳のとき，朝食を食べ始めたところ急に右半身に力が入らなくなり，ろれつが回らず，意識も少し曇り始めました。奥さんがすぐに気づき，救急車を呼び，近隣の総合病院の救急外来を受診しました。そこでCT検査をし，左前頭部深部白質の脳梗塞と診断され，入院しました。

リハビリテーションに不熱心

　比較的軽度の脳梗塞でしたが，後遺症として右半身に少し麻痺が残りました。歩行障害を伴ったので理学療法（リハビリテーション）を勧め

られましたが，どういうわけかBさんにはその意欲が全く湧いてきません。理学療法室に行ってしばらく歩行訓練をするだけで，病室に戻るとすぐにベッドに横になってしまいます。日常の生活の中で，ちょっとしたことでも自分で身体を動かすこと，手を洗うにしても，ベッドの周りを軽く掃除をするにしても，自動販売機にジュースを買いに行くにしても，何かと身体を動かすこと，それがリハビリテーションですからと言われても，Bさんの耳に入らないかのようです。麻痺の程度はそれほど強くはありませんでしたが，ベッドに横になり，起き上がることを嫌がります。結局，理学療法をほとんど受けずに退院しました。

　自宅に戻っても何もしようとしない毎日でした。奥さんが散歩に誘っても外出したがらず，一生懸命誘ってもせいぜい30分ゆっくり歩くだけで，すぐに家に帰ると言います。総合病院から紹介された近所の医院に通うのも面倒がります。奥さんが説得して一緒に通うようにしていましたが，あまりに嫌がるときは，奥さんが代わりに医院を訪ね，薬の処方を受けていました。奥さんが注意しないと服薬もいい加減になり，薬がしばしばたくさん残ります。血圧もきちんとコントロールされているとはいえませんでした。そのためか，3年後と5年後に軽い脳梗塞を2度繰り返し，左半身にも軽度の麻痺が及びましたが，ゆっくりと歩くことは可能です。しかし，第2，第3の脳梗塞の後はそれ以前よりさらにぼやっとしており，テレビをただ眺めているだけで，理解しているようにはみえません。

　日常生活では，入浴を面倒くさいと言い，風呂場に入ってもぼーっと座り込んでいて，身体を洗おうとしません。身体を洗わせるには1つ1つ指示が必要です。指示しないと次の行動に移れません。着衣も自分から行おうとはしません。どのような順序で何を着るかを考えようともしません。1つ1つ指示すれば，袖に腕を通すなどの行為はできます。

ぼんやりした表情で生気がない

　外来で診察したところ，ぼんやりとした表情です。診察に対して拒否的ではありませんが，問いに二言三言で答えるのみで，なかなか会話がつながりません。答える内容は乏しいものの，別に間違ってはいません。長谷川式テストは14点で，3単語の記憶はよく，遅延再生が6点中5点でした。しかし，100から7を順次に引いてゆく計算，数字の逆唱，野菜の名前の項目はできておりません。計算と野菜の項目では考えたくないという表情であり，このことから前頭葉症状が前面にあるといえます。成人知能検査法の一部を使って，一般的知識がどの程度残されているか試みに調べたところ，思ったより単語の知識は残っているようにみえました。しかし，検査を続けようとしてもすぐにあらぬ方向を眺めていて，検査を受けようとしません。呆然としており，アパシー（無気力，無関心）と呼ばれる症状が目立ちました。

記憶力は残っているが，考えるのは面倒

　息子さんが訪ねてきた翌日に診察したときは，Bさんはその訪問を憶えていました。何時頃，誰と一緒に来たかなど，そのときの様子を断片的ですが正確に答えました。アルツハイマー病のように，最近のことをすっかり忘れているという症状ではありません。しかし，質問を重ねようとすると，そっぽを向いて答えません。とっさに答えられることには応じますが，よく考えて答えようという姿勢がみられません。考えるのが面倒くさいという症状（考え無精）が目立ちます。脳のMRI検査では4カ所の比較的小さい梗塞巣と白質全体，とくに前頭部白質の虚血性変化が目立ちました。

アパシーを改善するには働きかけが必要

　アパシーを改善するよい薬はありません。これを改善するには，生活を活発にするように周囲から働きかけることが必要です。家の中での働きかけも必要ですが，家族が一生懸命説得してもあまり動こうとはしません。そこでデイサービスを利用するように奥さんに話し，介護保険の要介護認定の申請をしたところ，要介護2と認定されました。奥さんとケアマネジャーに説得され，Bさんはデイサービスに嫌々ながらも参加することになりました。初めのうちはデイサービスでもまったく意欲のない生活でした。誰とも話をせずぼうっとしており，ときにはソファで横になっています。少し気に入ったゲームなどに参加することもありますが，まったく受け身で，ほとんど皆の行動をただ眺めているだけでした。しかし，1年ほど経つうちに気の合う介護福祉士もでき，少しは会話をするようになりました。また，デイケアの利用者の中で少しは話のできる相手もみつかり，ゲームにも参加するようになり，これまでの生活よりも動きが出てきました。服薬管理もきちんとし，デイサービスで昼食を摂るため，栄養状態も改善しました。その後，血圧も安定し，脳梗塞の再発はありません。

【血管性認知症の症状，診断と治療】

　血管性認知症と診断するためには，認知症のあることと脳血管障害のあることの2つの条件がそろっていることが必要です。認知症であることを示すには，アルツハイマー病の場合とほぼ同じです。記憶障害があること，次いで見当識，注意力，言語，視空間機能，実行機能などのうち2つ以上の障害を持つことです。脳血管性障害であることを示すには，神経学的検査で片麻痺などの神経症状を持つことと，脳画像検査（CT，MRI）で梗塞巣か出血巣，さらに脳室周囲白質の虚血性変化を

表1-4 アルツハイマー病と血管性認知症の鑑別

	アルツハイマー病	血管性認知症
発病年齢	65歳以上	50歳以上
性別	女性が多い	男性が多い
発病	いつの間にか始まる	大きな脳卒中で突然、あるいは小さい脳梗塞を繰り返して発症
初期症状	もの忘れ	精神症状：うつ症状が多い 神経症状：梗塞の部位による
特徴的症状	著しい記憶障害	実行機能の低下 思考力の低下（考え無精）
精神・行動障害	理解力・判断力の低下 不安、もの盗られ妄想 徘徊、焦燥	著しい意欲低下と無関心（呆然とした日々） せん妄を起こしやすい
経過	緩徐に進行し、多くは非常に重度の認知症に至る	治療により進行が抑えられることと、脳卒中を繰り返し重度の認知症に至ることがある
画像（MRI）	海馬領域の萎縮から始まり、脳全体が萎縮	多発性脳梗塞像と大脳白質の虚血性変化

認めることです。アルツハイマー病と血管性認知症がどのように異なるかについては、表1-4を参考にしてください。

1. 脳出血・脳梗塞の場所により症状は異なる

　脳卒中には脳出血と脳梗塞があり、脳梗塞には脳血栓と脳塞栓があります。脳の動脈硬化が進み、血管の内壁に溜まった血栓（血液の固まり）により起こる梗塞が脳血栓です。また、心臓の病気の中に心房細動と呼ばれる、心臓が細かく不規則に脈を打つ不整脈があります。心房細動を起こした後に心臓内にできた血栓が脳に飛んで、動脈をつまらせる

ことがあります。これを脳塞栓といいます。

　大脳には前大脳動脈，中大脳動脈，後大脳動脈があります。脳出血・脳梗塞の症状は，どの脳動脈がどの程度障害され，脳のどこの部位にどの程度の大きさの梗塞や出血を生じたかで異なります。右または左片麻痺，運動失語症（伝えたいことを言語として表現できない），感覚失語症（話しかけられたことを言語として理解できない），視覚失認（目で見たものを視覚的に認知できない），視空間失認（個々の対象でなく，それらが空間において占める相互関係を認識できない），構成失行（積み木などのような空間的な形を作れない）などの高次の神経機能が侵されることもありますし，自発性低下や性格変化などの精神症状の出現することもあります。血管性認知症では，ある程度の記憶の衰えはありますが，アルツハイマー病のような顕著な記憶障害にはなりません。しかし，比較的まれですが，海馬とその周辺に血液を運ぶ後大脳動脈が梗塞を起こしたときはアルツハイマー病に似た著しい記憶障害が現れます。

2．脳梗塞巣だけでなく白質に虚血性変化

　梗塞が小さいと，ほとんど後遺症を残さないこともあります。ときには，大きな梗塞のため，一気に血管性認知症になることもあります。多くの場合，脳梗塞を何度か繰り返すうちに，神経症状が進行するとともに知的機能の低下が段階的に進行して，認知症になります。なお，脳の病変をみますと，脳卒中のたびにできた梗塞巣だけでなく，白質の広い範囲に虚血性変化（血液が十分に行きわたらない状態）を伴っており，その変化はMRI画像でも見ることができます。

　はっきりした脳卒中を起こさなくても，血管性認知症になる場合があります。大脳の表層は灰白質（大脳皮質）と呼ばれ，大量の神経細胞がつまっています。その深部は白質と呼ばれ，神経細胞から出る神経線維の束が通るところです（図1-3）。この部位を走る細い動脈は動脈硬化の影響を受けやすく，血液の流れが悪くなると，神経線維の周辺が傷ん

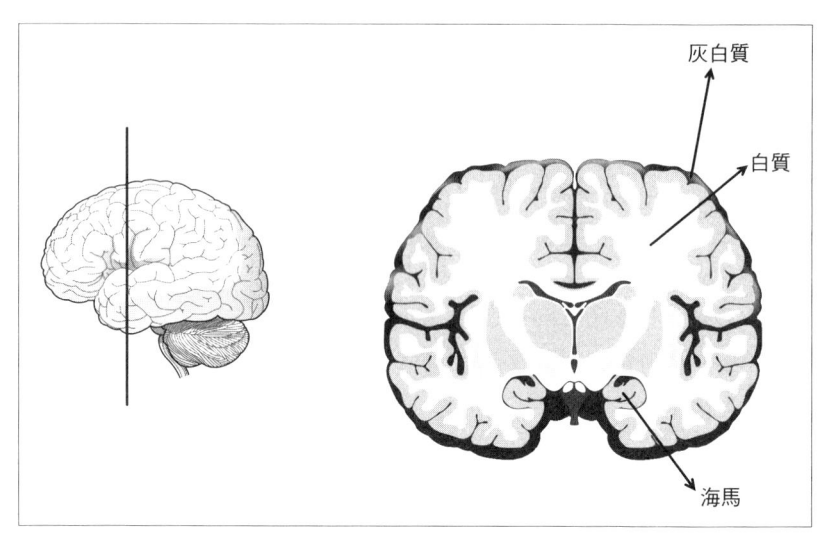

図1-3　大脳半球の前頭断面：灰白質と白質

できます。白質線維の傷害が広範に及ぶと，神経ネットワークがうまく働かなくなりますので，脳の機能が著しく低下し，認知症になります。このタイプの血管性認知症は，進行性皮質下性血管性脳症（ビンスワンガー病）とも呼ばれ，日本では比較的多いタイプといわれています。

3. 脳卒中の後でうつ病が起きやすい

脳卒中の後にはうつ症状がしばしばみられます。たとえ麻痺の程度が軽くても，うつ症状のため意欲が非常に低下していると，リハビリテーションを進めてゆく上で大きな障害になります。そのため，社会復帰を困難にするので，リハビリテーションの分野で以前から問題にされていました。この状態は脳卒中後うつ病とも呼ばれ，その頻度は随分高く，入院中の患者さんの中では重いうつ病が約20％にみられ，軽いうつ病を含めると半数近くの患者さんにうつ症状がみられるといいます。

脳卒中とうつ病の関係が詳しく調べられるようになり，前頭部の白質の虚血性変化が重要であることがわかってきました。とくに，左前頭葉

に病巣があり，失語症を伴っていると，うつ病を引き起こしやすいといいます。さらに環境要因も無視できません。病前から1人暮らしで，社会とのコミュニケーションが少なく，社会的に孤立している場合うつ病を発症し，また経過が長引く傾向があります。

　老年期に発症するうつ病の中には，脳卒中の既往がないにもかかわらず，MRI画像から脳の虚血性障害があると思われる症例がたくさん見いだされます。そこで，老年期うつ病の中で，脳の虚血性病変との関係で発症すると考えられるうつ病は血管性うつ病と呼ばれています。血管性うつ病は，普通のうつ病と症状が少し違います。興味と関心の喪失が強く，何かをしようというエネルギーが乏しくなっています。それだけではなく，全体的に認知機能，とくに注意機能や情報処理速度が落ちているため，物事を素早く判断して行動に移すことができません。若い人のうつ病と違って脳の損傷を伴っているため，抗うつ薬の効果も出にくく，治療の難しいうつ病です。このような人たちが脳梗塞を繰り返すうちに，血管性認知症に移行することが少なくありません。

4．意欲低下，自発性低下が特徴的

　血管性認知症は，脳梗塞を繰り返すうちに知的機能が低下していく認知症です。脳梗塞の存在がはっきりしており，そのたびに認知機能が低下してくれば，ある段階で血管性認知症と診断しやすいのですが，脳梗塞の後遺症がごく軽度ですと，認知症であるのか，うつ病であるのか，鑑別が難しいこともあります。

　しかし，日常生活をみるとかなり特徴的です。意欲が非常に落ち，何も考えようとせず，自分の周囲のことにも関心を失い，毎日呆然とした，だらしのない生活で，しばしば不潔さが目立ちます。そのため，身の回りの衛生や着脱衣など，日常生活の基本的な部分にも介助が必要になります。こうなれば認知症と診断されます。このときみられる感情状態は，アパシー（無気力，無関心）とも呼ばれます。うつ病の意欲減退

との鑑別が難しいことがありますが，アパシーの場合は憂うつとか悲しいという気分の落ち込みはなく，感情の動きが少なく，深刻さがありません。

　私が外来で診る血管性認知症の患者さんは，片麻痺とともに，このように無気力，無関心，自発性低下などが特徴的です。理解力は比較的保たれているものの，思考の緩慢さが目立ち，考えることを面倒がる「考え無精」の状態もみられます。性格変化もしばしばみられ，もともときちんとした性格の人がだらしのない生活に陥ることが多くみられます。また，もとは穏やかであった人が怒りっぽくなり，それによって病気の始まりではないかと気づかれることもあります。

5．まず生活習慣病の治療を

　ほとんどの患者さんは，高血圧症，糖尿病，脂質異常症のいずれかを持っています。治療は，まず背景にあるこれらの生活習慣病をしっかりとコントロールすることです。薬剤が処方されていても，服薬がいい加減な患者さんもいますので，介護者は服薬管理をしっかり行う必要があります。脳梗塞の多くは，動脈硬化の強い部位に血栓が形成されるためです。その予防には抗血小板療法が有効で，アスピリン，チクロピジン，シスタゾールなどの薬剤が勧められています。ただし，これらの薬剤は出血性の合併症を起こすことがあるので注意が必要です。

レビー小体型認知症
―認知症にパーキンソン症状が合併―

　レビー小体型認知症は10数年前から知られるようになった病気で，認知症の10〜15％を占めます。アルツハイマー病によく似た認知機能の低下とパーキンソン病に似た神経症状を併せ持ちます。また，実際にはそこにないものが見える幻視，日によって症状の変わりやすいこと，被害妄想や誤認と呼ばれる複雑な精神症状と神経症状を持っています。中でも介護上困るのは転倒の多いことで，そのための骨折がまれではありません。これは，パーキンソン症状により姿勢のコントロールが悪くなるためです。ちょっとしたことで転倒を繰り返すため，介護する上で負担の大きい病気です。

　レビー小体型認知症も認知機能が全体として低下します。記憶機能が障害され，理解力の低下や思考が緩慢になるなど，アルツハイマー病の症状によく似ています。しかし，脳を顕微鏡でよく見ますと，アルツハイマー病とは異なり，大脳の神経細胞にはレビー小体と呼ばれる異常なタンパクの固まりが現れます。パーキンソン病では，レビー小体は脳幹部（脳の深部にあって意識，呼吸，血圧など生命維持に必要な機能を司る），とくに黒質と呼ばれる部位の神経細胞にみられます。すなわち，両者は原因が共通しているため，パーキンソン症状を伴うことが多いのです。

症例：Cさん，男性

　Cさんはある研究所の部長を長く勤め，非常に頭の切れる人でした。

65歳で定年退職した後も，70歳までは研究所に非常勤として週3回通っていました。様子が変わったのは72歳になってからです。奥さんが普段話していても，かつて「カミソリのよう」と言われていたシャープさがなくなったなと感じたそうです。

うつ，もの忘れ，道に迷う

その頃，後ろ姿が暗く感じ，なんとなく緩慢であり，エネルギーに乏しい感じがしたので，ひょっとしたらうつ病だろうかと思ったこともあると奥さんは言います。また，ちょっとしたもの忘れ，とくに置き忘れ，しまい忘れが多くなりました。「ない，ない」と言いながら，よく捜しものをしていたそうですが，鍵，眼鏡，小銭入れの類で，とくに大事なものをなくすというわけではありません。近隣の図書館に本を読みに行ったり，碁会所にしばしば碁を打ちに通っていましたので，もの忘れは加齢のせいであろうと奥さんは思っていました。

ところが，73歳頃から，行き慣れたところへは行きますが，新しい場所には行きたがらなくなりました。そのうち，都心に研究所の元同僚に会いに行き，帰りが非常に遅くなったことがあります。帰りの電車を乗り違え，思わぬ遠いところまで行き，そこから家に帰り着くまでさんざん迷い，夜遅くにやっと家にたどり着いたといいます。どのように電車を乗り継いだのかよく憶えていません。元来しっかりした人ですので，たまたま電車を乗り違えたくらいで焦る必要もないし，駅員に自分の居場所を確認しながら行動すればどうということもないのにと奥さんは不思議に思ったそうです。

74歳のとき，私の外来を受診しました。あいかわらずしまい忘れが目立ち，かかりつけ医院に通院するとき，診察券や健康保険証を30分以上捜していることがよくあります。しかし，奥さんの話をすぐ忘れる

とか，憶えていないということはありません。奥さんがとくにおかしいと感じたのは，古くなった家を大幅に改築して入居したときです。改築のとき，どのような間取りにするかは何度もＣさんと相談して決めたはずです。ところが，新しい家の間取りをなかなか憶えず，風呂場に行くとき，奥さんにどのように行くのか，その度に尋ねます。迷うほどの広い家ではないのに，居間から出るときの方向を迷うようです。このように，Ｃさんに初めにみられた症状は，もの忘れというよりは地誌的障害（方向感覚の障害）でした。

幻視：いない人の姿が見える

症状が始まってしばらくしてから，奥さんが非常に心配したのは幻視です。夕方，薄暗くなると，「（自分の）部屋に誰かがいる，白い服を着て壁のところでじっと座っている」，「近くに寄ると，すーと消えてしまう」と言うようになったことです。側で見ていると，本当に見えるようで，その方向に手を出し，声をかけようとしているのでびっくりしたと言います。どのような顔かははっきりとはわからないようです。人だけでなく，ネズミみたいな小さな動物が見えると言ったこともあります。Ｃさんは自分がおかしいと自覚しているようで，「おかしいな」，「僕の頭がおかしくなっちゃったのかな」と言います。

小刻み歩行と転倒

半年くらい前から，歩行が緩慢になってきたとのことです。以前は，外を一緒に歩こうとすると，Ｃさんは早足でさっさと歩いてしまうため，奥さんが後を小走りで追ってゆくことが多かったそうですが，いつ頃からか，奥さんのほうが歩くのが速く，気がつくとＣさんが後を一生懸命追っているようになっていました。初めての診察のとき，すでに小

刻み歩行の傾向が強く出ており，奥さんがときどき手を貸さないと転びそうになりました。

ミニメンタルテスト：図形模写の障害

　ミニメンタルテストは22点で，記憶力の低下はあります。しかし，遅延再生の3分の1は可能で，長谷川式テストではヒントを与えると全部答えることができました。その点，アルツハイマー病ほどの著しいもの忘れではありません。目立ったのは図形模写の障害でした。立方体の模写もできません。試みに，自分の家の間取りを描いてもらいましたが，ほとんど描けません。とくに，1階と2階の関係は全くとらえることができません。自分の家の間取りがイメージできないようです。

後頭部の血流低下と心臓交感神経系の機能低下

　MRI検査では脳の全体的な萎縮がみられましたが，海馬と海馬傍回の萎縮は比較的軽度でした。SPECTによる脳血流の検査では，記憶に関係のある後部帯状回・楔前部と呼ばれる部位の脳血流の低下がみられました。これは，記憶障害を反映しています。視覚機能に関係の深い後頭葉の血流が両側とも低下していました。また，^{123}I-MIBGシンチグラフィという検査によって心臓の交感神経の機能低下がみられました。これらの症状は，レビー小体型認知症に特徴的で，診断のためよく使われます。

ドネペジルで幻視の頻度が減少

　レビー小体型認知症の治療法は確立していません。アルツハイマー病と似た認知機能低下が特徴ですので，ドネペジルを処方したところ，記憶力低下が少し改善し，幻視の頻度はかなり減少しました。また少量の抗パーキンソン剤を処方したところ，屈曲姿勢が少し改善し，歩き方は

少し早くなりました。流涎（よだれ）も少し軽くなりました。しかし，寝た姿勢から起き上がる，座った姿勢から立ち上がる，立った姿勢から歩き始める，といった姿勢の変換がうまくいかず，また転びやすさも続いているため，介護の負担はなかなか改善しません。

　外来に初めて来られてから4年目，入浴，着衣は全面的に介助が必要になり，排泄の失敗も多く，嫌がっていたおむつを使用するようになりました。奥さん1人で介護することは非常に難しくなってきましたので，ご夫婦で有料老人ホームに入所しました。

【レビー小体型認知症の症状，診断と治療】

　レビー小体型認知症は，記憶障害が目立つことが多く，認知機能が全体として低下しますので，アルツハイマー病と見分けることがときに難しくなります。初めのうちは診断がつかず，パーキンソン症状か幻視，あるいはその両方が出現して初めて診断のつく場合もあります。

1．アルツハイマー病に似た認知障害

　アルツハイマー病に較べると，認知機能の低下がはっきりする前にうつ症状を伴うことが多く，身体の不調を過剰に気に病む心気症が目立つこともあります。Cさんはうつ病とも思える症状がみられてから1年後にはっきりした認知機能の障害が出現していますが，患者さんによっては，発症の5年も前にうつ病として治療を受けている人もいます。5年も離れていると，たまたまうつ病とレビー小体型認知症が合併したという可能性もありますが，レビー小体型認知症はアルツハイマー病と同じように初めのうちは緩やかに進行するので，感情面の変化が先に出現したとも考えられます。

　認知機能の障害としては，もの忘れ，つまり記憶障害から始まること

が多いですが，初期には記憶障害ではなく，もともと非常にシャープな人が鋭さを失い，思考が緩慢になったことで気づかれたり，視空間失認や構成失行と呼ばれる頭頂葉の症状で始まる場合もあります。

2. パーキンソン症状を伴う

　パーキンソン病ではさまざまな神経症状が現れますが，特徴的なのが4大症状と呼ばれる「固縮（筋肉が固くなる）」，「振戦（手足が震える）」，「動作緩慢（動きが遅くなる）」，「姿勢保持障害（姿勢を保つことが難しく，転びやすくなる）」です。姿勢の変換をスムーズに行うことができないため，歩き始めの一歩がなかなか踏み出せない「すくみ足」や「小刻み歩行」などの症状が現れることもあります。アルツハイマー病に似た認知症の患者さんが，歩き方が緩慢で，あるいは小刻み歩行で転倒しやすいという症状が現れたときはレビー小体型認知症を疑います。また，パーキンソン病を先に発症し，その後何年も経過してから，認知機能が低下することもあります。パーキンソン症状による歩行障害，とくに小刻み歩行の目立つときは，転倒しやすく，骨折することも少なくないので，介護上の問題は深刻です。

3. 幻視，誤認とカプグラ症状

　認知機能の低下はいつの間にかゆっくりと進むため，初めのうちは家族も気がつかず，幻視という精神症状が現れて初めて異常に気づかれる場合もあります。幻視は現実にないものが見える症状で，レビー小体型認知症の患者さんのうち，約80％がこの症状を訴えます。「自分の部屋に知らない人が座って，こちらを見ている」，「子どもがたくさん来て騒いでいる」，「赤い色のついた蛇みたいなものが通っていった」などと具体性を帯びているのが特徴です。庭の木が人の姿に見えたり，絨毯の模様が人の顔に見えるという錯視もみられます。

　視覚認知の異常が関係する困った症状があります。「配偶者は偽者で

ある」という妄想的な症状です。このような「身近な人になんらかの違和感を感じ，相手が替え玉だと確信する」症状をカプグラ症状と呼びます。Cさんも，ときどき奥さんに「家内はどこにいるのですか，呼んでください」と言います。奥さんが，「私ですよ」と答えると，「違う，似ているけど違う」と否定します。そのときは硬い表情のようです。目も合わそうとせず，目が合ったときも，他人を見ているような目つきです。診察のとき聴いてみますと，「顔はそっくりです。だけど違う」と言い張ります。そして，「顔が似ているかどうかではなく，会ったときに"あっ，女房だ"という感じがしない」と言います。一種の"親しみ感"が湧いてこないようです。ある日，面接を終えたとき，Cさんがふと，「おい，終わったよ，帰ろう」と，いつも奥さんに対して話していたような口調で声をかけました。奥さんもはっとして，「これはいつもの口調，目も私を見ている目です」と言いました。配偶者のような非常に親しい人を認知するときは，姿形が似ているという視覚的認知だけでなく，直感的に親しみを感じる情動的認知が必要です。Cさんは，情動的認知が揺れ動いているようでした。

　これに似た現象として，「ここは自分の家ではない」という妄想様の症状もあります。自宅にいるのに「この家は自分の家によく似ている，だけど違う，誰の家かな」と言います。「配偶者は偽者である」という症状と同じようなメカニズムが働いているのでしょう。

4．覚醒度の変動や睡眠の異常

　注意力や覚醒レベルが変動しやすいという特徴もあります。その日によって，病気が治ったのかと思われるくらいに頭が冴えているときと，ぼーっとしていて話が通じにくく，考えも動作も非常に緩慢なときがあるなどと，症状が日によって変動します。夜，寝ているときに急に暴れ出すこともあります。これを「レム睡眠行動異常」と呼びます。レム睡眠とは夢を見ているときの眠りで，「夢と現実が混同しているように見

える」と家族が表現することがあります。

5. ドネペジルが治療効果を持つ

　ドネペジルはアルツハイマー病に対する治療薬ですが，レビー小体型認知症の記憶障害にも効果を持っています。この病気でも，アルツハイマー病と同じように，脳内の神経伝達物質であるアセチルコリンが大幅に減少しているからです。また，幻視の頻度が減少したり，消失することもあります。パーキンソン症状に対して，レボドパ含有製剤やドパミン受容体作動薬などの抗パーキンソン病薬を処方しますが，通常の量を投与すると精神症状が増悪することがあるので，比較的少量から処方します。また，精神症状に対して抗精神病薬を処方することがありますが，抗精神病薬に対しては過敏に反応し，副作用が出現しやすいので，薬剤の処方を慎重に行う必要があります。

前頭側頭型認知症
―行動と思考の混乱―

　前頭葉はヒトの脳の中でもっとも高度に発達した場所です。創造性という高次な精神機能を司るといわれており，また人格形成になくてはならない部位です。前頭葉を中心に病変の広がる脳の病気がいくつも知られており，それらをまとめて前頭型認知症と呼びます。認知症の中で，数％と思われます。前頭型認知症にはいくつもの病気が含まれており，その中で前頭側頭型認知症と呼ばれる型がもっとも多く，その代表がピック病です。それ以外に，言葉の症状が強く出る「意味性認知症」と「進行性非流暢性失語」があります。

　前頭側頭型認知症は，初めのうちは側頭葉の内側部の障害が軽いの

で，もの忘れは目立ちません。また，頭頂葉と後頭葉も保たれていますので，場所の認知，道具を使う能力，ものの認知も障害されていません。その代わり，初期症状としては社会的行動の障害と人格変化が目立ちます。前頭葉を中心とする脳の萎縮が進むとともに，病状は比較的急速に進行し，知的機能全体が侵されます。

症例：Dさん，男性

　Dさんはある商事会社の営業部に長く勤めており，まじめで，仕事のできる人でした。会社の健康診断で高血圧症を指摘され，降圧剤を服用していましたが，それ以外にはとくに病気もなく，毎日遅くまで仕事をしていました。

不注意と意欲の衰え
　ところが，57歳のとき，運転中に2回続けて，不注意による事故を起こしました。元来，慎重な性格で，運転の上手な人でした。これまで無事故だったため，そのような不注意による事故を起こしたことに，家族も会社の同僚も驚きました。事故の後しばらくすると，Dさんは会議のときに，表情がうつろで，ときに居眠りをしております。人の話を注意深く聞いていないようで，会議の大事な内容を憶えていないことに周囲は気づきました。さらに，これまでごく普通に行ってきた仕事がまとまらなくなってきたため，58歳のとき，休職を命じられました。表情がなんとなく暗く見えるということで，精神科を訪ねたところ，うつ病と診断され，抗うつ剤を処方されました。しかし，効果は全くありませんでした。家族の目にも，うつ病であるようには見えませんでした。むしろ，Dさんの変わった点は，周囲への関心が非常に低下してしまったこ

とと，話がまとまらなくなったことでした。

状況を理解できず，まとまらぬ行動

　私の外来を受診したときの目立った症状は，理解力の低下と混乱した行動でした。Ｄさんは日中，新聞を見ていることが多いのですが，なんとなく見ているだけで，その内容は頭に入っていません。見ている記事に注意がまったく向かず，考えがまとまらないようで，話しているうちに，その内容がテーマからすぐにずれてゆき，別の話になってしまいます。診察のとき，これまでしてきた仕事の話を尋ねますと，会社のある場所から，息子さんの住んでいる団地の話になり，さらに自分が昔行ったことのある場所の話にずれてゆき，仕事の話に戻りません。失業保険の手続きをしようとしたとき，窓口で何度も同じことを尋ね，しかも誤った理解の仕方をしており，それを訂正できないため，手続きが全く進まなかったことがあります。

　高校の同期会の知らせがあり，Ｄさんが出席したがったので，奥さんは心配ではありましたが，自分がついて行き，出席させようと思っていました。ところがＤさんは，全く違う日に，同期会に全く関係のない書類をアタッシュケースに入れて出かけようとしました。

　また，行動が唐突です。電車に乗ってクリニックに来る途中，まだ目的の駅に着く前，他の客が降りようとすると，自分もその人について降りようとします。奥さんが慌てて止めようとしても，自分がなぜ注意されたかがわかりません。近くの商店街を散歩し，スーパーマーケットに入ったとき，子ども用のお菓子を何袋も持って，会計をせずに帰ろうとしました。危うく万引き扱いされるところでした。Ｄさんは何か悪いことをしたという意識がありませんし，なぜ呼び止められたかがわかっていません。

MRI 検査によって前頭葉の萎縮の目立つこと，SPECT 検査により前頭葉の著しい血流低下があることがわかり，前頭側頭型認知症（ピック病の疑い）と診断しました。

美術療法：独創的な絵
　行動が唐突で，まとまった思考のしにくい D さんに，絵を描くことを勧めるのは意外に思われるかもしれません。しかし，アメリカの認知症を専門とする神経内科医が，前頭側頭型認知症の画家の絵画について報告しております。もともと，ごく平凡な絵を描いていた患者さんが，発症後，実に大胆で，迫力のある絵を描くようになり，病気になる前より芸術性の高い絵を描くようになったというのです。
　D さんの絵は実に独創的です。そのときの絵のテーマと作業の進め方を理解しないためもあり，他の人とはまったく異なる絵が仕上がります。芸術性が高いといえるかどうかは見方によりますが，D さんが楽しんでいるならば意味があると考え，作業に集中できなくなるまで約 2 年間，続けてもらいました。

ものの名前と概念がわからなくなる
　初診から 3 年目（62 歳）に入ると，会話はほとんど成立しなくなりました。ごく日常的な品物の名を言えず，それがどういうものであるかを述べることができません。たとえば，「眼鏡」とか「マヨネーズ」の意味がわからず，どういうものであるか説明できず，目の前にあっても指すことができません。「ものの概念」が崩れてきました。

常同行動
　やがて，1 日中妙な常同行動を繰り返すようになりました。初めのう

ちは自転車に乗って，20分くらいで近所を1周して帰ってくるのですが，それを1日に何十回も繰り返すのです。そのようにしてエネルギーを出してしまわないと落ち着かないようです。しかし，だんだん1人で外へ出すのは危なくなってきたので，庭から道路への出入り口に簡単な鍵をかけたところ，それを外せません。その代わり，自宅の庭を1周する行動を1日に何十回も繰り返すようになりました。

　家庭での介護が非常に負担が大きくなったため，デイサービスも試みました。前頭側頭型認知症では，皆と合わせた行動をとることができず，1対1の対応を要するため，現在のデイサービスではなかなか受け入れてくれません。しかし，たまたま近隣のデイサービスに高校時代に野球の選手をしていた介護士がおり，Dさんも野球を好んでいたので気が合ったのでしょう。デイサービスに行くとキャッチボールを楽しみ，しばらく通所ができました。相当に疲れるまでキャッチボールを楽しむと，その日は比較的落ち着いています。しかし，エネルギーが余っていると，常同行動が激しくなります。

　病状は急速に進んでいきました。発症から6年目，言語の理解はほとんどできず，残った言葉は，「ちゃんとしろ」，「しっかりしろ」，「わかった」などいくつかのみです。しかも，状況に則した意味のある言葉の表出にはなりません。その翌年には，歩行・着座の障害が急に進行し，起きあがれなくなり，全面介助が必要になりました。

【前頭側頭型認知症の症状，診断，治療，介護】

　前頭側頭型認知症は，社会的振る舞いの障害や性格の変化に始まり，だんだんと精神機能全体が崩壊してゆきます。

1. 理解力の低下，思わぬ行動，自発性の低下

　社会的振る舞いの障害として特徴的なのは，たとえば，周囲に配慮のない勝手な行動です。その人の本来持っている人格から考えられないような行動，たとえば万引きで気づかれることもあります。しかも，患者さんはそのことについて自覚がなく，なぜ問題であるのかも理解できません。

　物事を前後関係で理解することができず，些細な仕事でもまとまりがありません。日常的には，自分の身なりや周囲で起きていることにも無関心で，だらしのない生活になります。感情的にも鈍くなります。自発性が非常に落ちてしまい，意味のある行為ができません。一方，自分の行動のコントロールをすることができず，抑制がとれてしまっているため，衝動的な暴力的行為もまれではありません。ですから，社会人としてこれまで培ってきた周囲の人たちとの人間関係が維持できなくなります。

2. 常同行動，言葉を失う

　意味のわかりにくい常同行動を繰り返す傾向があります。たとえば，毎日，数 km 以上の同じコースを「くり返し歩き回る」患者さんがいます。しかし，アルツハイマー病の徘徊と異なり，迷子にはなることは少ないです。外を歩き回ることへの強い衝動があるようです。自転車を使って出かけることもありますし，長く歩けなくなってからはバスの乗り継ぎで同じコースを廻ってくる患者さんもいます。決まった少数の食品や料理に固執する常同的な食行動もみられます。

　病気が進みますと，言葉の障害が出てきます。ものの名前を言えなくなり，名前を聞いてもその意味がわからなくなります。そして，だんだん言葉を失ってゆきます。

3. 難しい治療と介護

困ったことに，患者さんは，自分の行ったことについて自覚がありません。自分が病気であるという意識がまったく欠けているため，生活の指導も介護もなかなか受け入れにくく，家族の受ける心理的ストレスが大きいです。

進行を止める薬剤はありませんが，常同行動に対しては抗うつ剤の1種類であるセロトニン再取り込み阻害剤（selective serotonin reuptake inhibitors：SSRI）が有効であるという報告があります。

介護保険による介護サービスも，前頭側頭型認知症の患者さんは1人で勝手な行動をとりやすいため，通常のデイサービスではなじみにくいという問題があります。しかし，数は少ないですが，前頭側頭型認知症の患者さんのためのグループホームで，個別的な対応に重点を置きながら生活指導をし，成果を上げているところもあります。

その他の認知症性疾患

これまで述べてきた病気以外に，多くの種類の認知症性疾患があります。その中には「治療可能な認知症」と呼ばれ，原因を治療すればすっかり治る，あるいは軽快する病気もあります。それらのうちいくつかを簡単に触れることにします。

慢性硬膜下血腫

脳は非常に大切な器官ですので，2つの膜で覆われ，保護されています。外側の厚い膜は硬膜と呼ばれ，その内側にくも膜があります。硬膜とくも膜の間に，少しずつ血液が溜まり（血腫），脳が圧迫され，意識が曇ったり，認知症に似た症状が出現することがあります。これを慢

性硬膜下血腫と呼び，多くは頭部外傷の後，2〜3カ月後から発症します。70歳代の人に多く，外傷の程度は患者さんが憶えていないほど軽い場合もあります。脳梗塞の予防のためにアスピリンなどの抗血小板薬や心筋梗塞を予防するため血液凝固阻止薬を使っている場合，これらの薬剤が血液を固まりにくくするからです。なお，この病気は50歳代と60歳代の人にもみられますが，若い人の場合，アルコールを多く飲む人に起こりやすいといわれています。

　症状は頭痛や嘔吐で始まり，意識が曇ってくる場合があります。これは血液がある程度以上溜まると，頭蓋内の圧が高くなり脳全体を強く圧迫するからです。この症状は比較的若い人に多くみられます。一方，高齢者では，なんとなくぼんやりとし，理解が悪く，考えがまとまらず，一見認知症を発症したように見えることがあります。そのうちに，歩き方が遅く，倒れやすくなったり，手足が麻痺したり，言葉を喋れないなどの神経症状や尿失禁も現れてきます。

　すでにアルツハイマー病や血管性認知症を発症している患者さんの場合でも，急に理解が悪くなり，ぼんやりしていたり，意欲の低下や歩行障害が急に進行したり，せん妄症状を呈したとき，この病気がさらに加わった可能性を考えて，検査をすることが必要です。

　頭部のCTやMRI検査によって，診断は容易にされます。早く診断して，手術で血腫を取り除けば，認知症の症状も軽快します。

正常圧水頭症

　左右の大脳半球の内部に対称性に，脳脊髄液で満たされた側脳室と呼ばれる一対の空間（脳室）があります。側脳室がなんらかのメカニズムにより非常に大きくなり，脳の機能を障害し，認知症に似た症状を起こす病気を正常圧水頭症と呼びます。脳脊髄圧が正常なのに，なぜ脳室が大きくなるのか，なぜ脳の機能が低下するのかははっきりしていません。

主な臨床症状は，数カ月の間に徐々に進行する認知症様の症状，歩行障害と失禁です。認知症といっても，認知機能低下というより，初めのうちはアパシー（無気力，無関心）が特徴的で，注意力や集中力が低下するため精神作業が緩慢になります。記憶力低下や見当識障害はもっと後になってから出てきます。必ず出現する症状は歩行障害で，不安定な歩行です。尿失禁は少し遅れて現れます。診断は，まず頭部のCTあるいはMRI検査で側脳室の著しい拡大がみられることです。脳脊髄液を少し採取したとき，一過性に症状が改善する場合にはこの病気の可能性があります。その場合，脳脊髄液を側脳室あるいは腰部くも膜下腔から腹腔へ排出させるシャント手術が行われることがあります。手術の成績については，効果があるという意見と，効果に否定的な意見とがあります。

甲状腺機能低下症

　甲状腺ホルモンは全身の細胞に作用して細胞の代謝率を上昇させる働きを持っておりますので，甲状腺の機能が低下すると，生命活動が緩やかに低下します。そして，ときに認知症に似た症状の出ることがあります。注意・集中力が低下し，理解力が低下し，考えがまとまりにくくなります。記憶もしばしば障害されます。言葉数も少なくなり，周囲への関心も著しく低下します。しかし，症状はとらえにくく，精神活動が全体として低下しますので，しばしばうつ病や他の認知症性脳疾患と間違えられます。甲状腺機能低下症は甲状腺刺激ホルモンの量を測定する簡単な血液検査で診断されます。治療法としては，甲状腺ホルモン，とくに合成甲状腺ホルモンT4を補充します。

頭部外傷による認知症

　脳損傷の場所と広がりにより，認知障害の程度や行動上の障害は異なります。記憶，言語，注意の障害などの神経症状とともに，不安などの

感情の不安定性，易怒性，攻撃性の増大などの精神症状が出現します。頭部外傷が，その後の認知症，とくにアルツハイマー病の発症危険率を高めることが近年注目されています。また，頭部に繰り返し機械的な衝撃を受けるボクシングの選手は，中年以降に認知症とパーキンソン症状を主とする進行性の大脳機能低下を示すことがあります。

脳腫瘍による認知症

脳腫瘍には脳に原発するものと，肺など他の身体部位から転移するものがあります。腫瘍の発育速度には種類によって差はあるものの，次第に正常な組織を圧迫したり，破壊して，直接あるいは間接的に脳の局所症状を呈するようになります。局所症状として，記憶力や理解力の低下をきたす可能性があり，全般化すればより顕著に認知症症状をきたす可能性があります。

第2章
認知症にどのように対応するか

　第1章で，アルツハイマー病・血管性認知症・レビー小体型認知症・前頭側頭型認知症の患者さんの例を述べました。それぞれの病気によって，初期の症状，その後の進行の仕方は異なります。しかし，全体を通じてみますと，症状が現れ始めた頃は緩やかに進行し，ある程度進んだ段階から急速に進行し，周囲のことを理解できなくなり，行動のまとまりを失います。軽度の認知症が急に進行して，1〜2年後に非常に重度になり，家庭での介護が不可能になってしまうことは，大きな脳卒中を途中で起こした場合を除いて，4大認知症性脳疾患ではほとんどありません。ですから，初期のうちに認知症を見いだし，その段階で少しでもその進行を遅らせる方法をとることが大切です。それが広い意味での治療にもつながり，患者さんの生活の質（QOL）を高めることになります。アルツハイマー病はもの忘れで気づかれることが多く，その後はそれぞれの人によって速度は異なりますが，少しずつ進行し約10年で重度の段階に至ります。血管性認知症は初めにうつ症状と意欲の減退が目立ち，脳梗塞を繰り返すと症状が段階的に進行し，日常的な基本的動作ができなくなります。

　本章では，アルツハイマー病がどのような進行のパターンをとるかを示しながら，その進行をできるだけ遅くする方法について述べます。そ

の考え方は，認知症全体にほぼ共通するものです。さらに，認知症にしばしば現れる，行動上の問題と精神症状およびそれらの治療と介護について，それぞれ症例を示しながら説明します。

Ⅰ．アルツハイマー病は緩やかに進行する

　アルツハイマー病のほとんどの患者さんは，記憶の衰えで気づかれ，だんだんと知的機能全体が低下してゆきます。この病気の軽度から重度までの800例以上の患者さんの脳を調べたブラーク夫妻の神経病理学的研究（1991年）によりますと，脳の病変は記憶に関係の深い海馬傍回から始まり，次いで海馬に広がります。そして，だんだんと側頭葉と頭頂葉の連合野全体に病変は広がってゆきます。大脳皮質全体に病変が広がると，重度の認知症になります。

　アルツハイマー病の初期から中期，後期への病状の進行のパターン，各期の主な症状，介護保険による対応についての概略を図2-1に表しますので参考にしてください。

　　初期（もの忘れの時期）
　初期には，記憶の中でもエピソード記憶と呼ばれる"日々の生活の出来事についての記憶"が失われやすくなっています。そこで，「もの忘れの時期」とも呼ばれますが，すでに述べたように，「新しくものを憶えることが非常に困難になる」といったほうが正確です。日常生活を送っているとき，配偶者，子どもや友人と話したことを憶えにくくなっており，だんだんと自分自身が日々経験したことも記憶に残りにくくなります。一方，若い頃に体験したことや学習して身につけたことは比較的記憶として保たれています。

　初期のうちでも，とくに極初期の間は，主観的にもの忘れを自覚し，記憶検査でも記憶力の低下はあるものの，知能は全般的に保たれてお

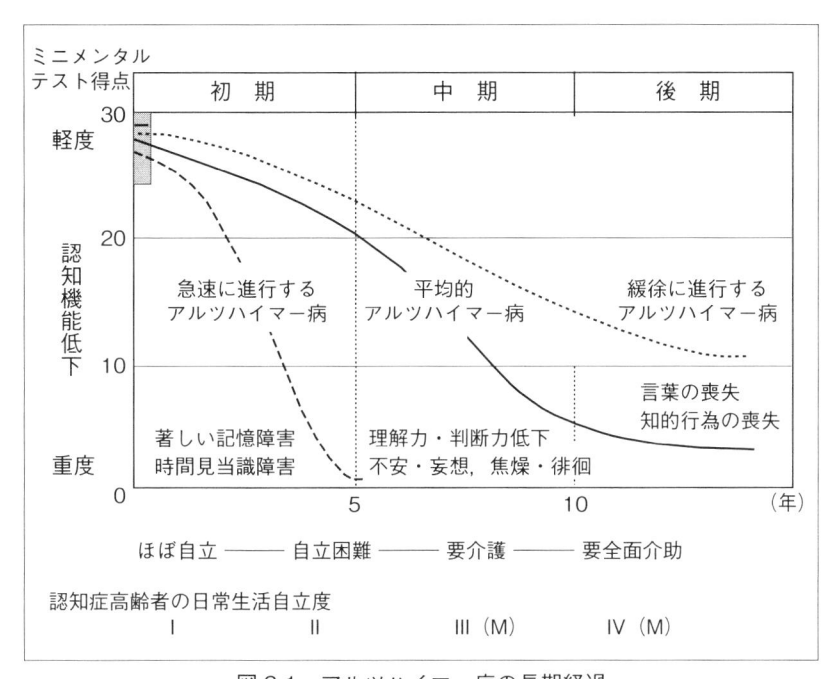

図2-1 アルツハイマー病の長期経過

アルツハイマー病の平均的経過は発症から約5年で中期に，さらに5年で後期に入り，全面的に介助が必要になる。発症後の生活の仕方と介護の仕方により，この経過のカーブはより緩やかになり，発症から10年を経ても，中期の後半ではあるが，家庭で介護されている人が少なくはない。平均的経過をとる場合の，初期，中期，後期のそれぞれの症状，およびそれらと主治医意見書に記載する認知症高齢者の日常生活自立度との，おおよその関係を図の下に示した。

り，日常生活を普通に行えます。社会的な生活を続けている人もいます。このような病状は，「軽度認知障害」と呼ばれています。軽度認知障害の概念は，まだアルツハイマー病と診断はできないものの，いずれそのように診断される可能性の高いアルツハイマー病の非常に早い時期を意味しています。その診断基準については，74ページのコラムを参照してください。

血管性認知症など他の認知症においても，病気の初期に非常に軽度の認知機能の低下を示します。その場合は，症状は記憶の低下とは限りま

せん。言葉を聞き，話す機能，物事に注意を集中する機能，自分を取り巻く空間を視覚的に認識する機能，論理的にものを考える機能などが軽度に低下し，気づかれることがあります。そのいずれも，ある程度以上に低下すれば，認知症の前段階が疑われます。そこで，最近は「軽度認知障害」の概念が広くなり，アルツハイマー病だけでなく，他の認知症の極初期も含むようになっています。そこで，記憶障害が主な症状の場合は，健忘性軽度認知障害と呼ばれます。

❖コラム❖　軽度認知障害

次のような診断基準を満たす場合，軽度認知障害と呼ばれています。

(1) 自分で，もの忘れがあると感じ，気にしている。
(2) 記憶検査で調べると，同じ年齢の人たちと較べ，記憶力が低下している〔平均値の 1.5 SD（標準偏差）以下〕。
(3) 日常生活動作は正常で，普通に行っている。
(4) 全体的な認知機能は正常であり，理解力・判断力は保たれている。
(5) したがって，認知症とはいえない。

この診断基準を満たす人たちを，その後長期間にわたって追跡調査すると，1年後にはそのうちの 10〜15% が，4年後には約半数は症状が進行し，アルツハイマー病などの認知症であることがはっきりしたと報告されています。私の外来を受診した軽度認知障害の患者さんをみてみますと，記憶検査の「遅延再生」が強く障害されている人がアルツハイマー病に移行する傾向が強いです。

症例：Ｅさん，女性

　Ｅさんはご主人の経営する会社で長く経理の仕事をしている人ですが，67歳頃からもの忘れを自覚するようになり，仕事がつらくなったといいます。ご主人から頼まれたことをメモにとっても，そのメモを基にどのような話であったのかをきちんと思い出せなくなったことと，経理の作業がまとまりにくくなったからです。もともと有能な人で，ご主人の信頼も厚く，Ｅさんが「最近もの忘れをするようになった」とご主人に話しても信用してくれないそうで，1人で外来を受診しました。

　ミニメンタルテストは28点，長谷川式テストは29点で，問題がないようにみえます。しかし，ウェクスラー記憶検査法（WMS-R）で調べますと，論理記憶（物語再生）の遅延再生が極端に低く，課題となっているニュースを20分後にはまったく憶えておりません。MRI検査では海馬領域の萎縮はありませんが，SPECT検査では後部帯状回と楔前部の血流低下があります。知的にはまだしっかりした方で，認知症ではありませんが，将来アルツハイマー病に移行する可能性があり，外来でフォローしています。現在は，ご主人に手伝ってもらいながら，責任の軽い仕事をしております。

中期（混乱期）

　発症から数年経ちますと記憶力の低下は著しくなり，数分前のことも忘れてしまうようになります。そうして，だんだん理解力と判断力のような高次の知的機能が低下してゆき，自立した生活が難しくなります。これが「中期」と呼ばれている段階です。自分の置かれた状況をよく把握できなくなるため，たとえば外出中に道に迷ったとき，大事にしているものが見つからないとき，どう対応してよいかわからず，パニック状

態になることも少なくありません。そのため，「混乱期」と呼ばれることもあります。

　認知機能が低下するだけではなく，感情をコントロールすることも難しくなります。日常と少しでも違ったことが起きると，どう対応してよいかわからず，不安が高じてきます。自分の持ち物が見つからないと，「誰かが盗んだのではないか」という疑う気持ちを抑えられず，怒りを爆発させてしまうことも少なくありません。これがもの盗られ妄想です。そのため，周囲との摩擦が起きやすくなります。行動上の障害，たとえば焦燥や徘徊などの症状も出てきます。介護者が困るのは，よかれと思って行っている介護が患者さんに理解されず，強く抵抗されたり，激しい言葉が返ってきたり，ときに暴力的な反応を引き起こす場合でしょう。これらは，まとめて「認知症の行動と心理症状（behavioral and psychological symptoms of dementia：BPSD）」と呼ばれており，中期にとくに多い症状です。

後期（全面的介助を要する時期）

　さらに数年経ちますと，基本的な日常生活動作（ADL）が困難になります。着脱衣，入浴，排泄，摂食などを１人でできなくなります。とくに介護者がストレスに感じるのは，トイレの失敗が多くなることです。全面的に介助しなければ生活できなくなった段階から「後期」と呼びます。この段階に入りますと，言語コミュニケーションの能力は極度に低下します。言葉の理解はほとんどできず，残った言葉も，「美味しい」，「痛い」，「可愛いね」，「嫌」など感情に伴う言葉であり，意思表示はほとんどなくなります。歩く能力も漸次低下し，さらに座ったり立ったりすることもできなくなり，最後にはほとんど寝たきりになります。

アルツハイマー病の段階づけ

　その人によって進行の仕方はいろいろです。非常に早く進行する人

では，5，6年で重度になってしまう人もいますし，緩やかに経過して10年経ってもまだ中期の中頃という人もいます。平均しますと，初めてもの忘れに気づかれてから約10年で後期に達します。もの忘れに気づかれてから数年間は比較的緩やかな進行です。もの忘れが非常に強くなり，さらに周囲のことを理解しにくく，混乱しやすい中期に入りますと，進行が比較的速くなります。それまでできていたごく簡単な家事がどんどんできなくなるので，家族は病気が進んだと感じるようです。この時期がやはり数年続き，日常生活全体にわたって介助を必要とする後期に入ります。認知症の，広い意味での治療は，この進行のパターンをできるだけ緩やかにし，その間の生活の質（QOL）を低くしないようにすることです。

　外来で患者さんの診察をした後，患者さんが，初期なのか，中期に入っているのかについて家族に話します。患者さん自身にも，そのときの様子により，話します。詳しく説明するときは，**表 2-1** に示します Functional Assessment Staging（FAST）と呼ばれる段階づけの表を用います。アルツハイマー病の段階を7段階に分けていますが，第1段階と第2段階は正常ですので，実質的には5段階に分けられています。この表で説明すると，患者さんが現在どの段階にいるのか，この後どのように進行するのか，どういう介助が必要になるかがわかるので，家族や介護者にとって参考になると思います。

表2-1　アルツハイマー病の段階づけ

FAST段階	臨床診断	日常生活の特徴
1. 認知機能の障害なし	正常	主観的にも客観的にも，知的機能低下は認められない。社会生活上支障はない。
2. 非常に軽度の認知機能低下	年齢相応	名前のど忘れ，物の置き忘れはあるが，複雑な仕事を行うことができ，社会生活に適応している。
3. 軽度の認知機能低下	境界状態	熟練を要する複雑な作業を行うとき，その能力の低下が明らかである。新しい場所に旅行するのが困難である。しかし，普通の日常生活には問題ない。
4. 中等度の認知機能低下	軽度のアルツハイマー病	必要なものを必要な量だけ買い物することが難しく，しばしば間違いを起こす。家計管理は困難である。誰かが少しサポートすれば，日常生活は支障ないが，単身の場合，周囲との軋轢を起こすことがある。
5. やや重度の認知機能低下	中等度のアルツハイマー病	家庭での日常生活も自立できない。買い物を1人ですることができない。季節に合った，釣り合いのとれた衣服を選んで着ることができない。入浴を嫌がる。自動車を適切かつ安全に運転することはできない。感情のコントロールが弱くなり，家庭での不適応を起こし，医師による治療がしばしば必要になる。

（次ページに続く）

表 2-1（続き）

FAST 段階	臨床診断	日常生活の特徴
6. 重度の認知機能低下	やや重度のアルツハイマー病	(a) 着衣の1つ1つの行為に言葉での指示，あるいは介助が必要．(b) 入浴を嫌がり，身体をうまく洗えず，身体を拭けないため，介助を要する．(c) トイレの水を流せなくなり，きちんと拭くことを忘れる．(d) 尿失禁．(e) 便失禁．この段階では，焦燥や精神病様症状のため，医療施設を受診したり，施設入所を考慮されることが多い．
7. 非常に重度の認知機能低下	重度のアルツハイマー病	人の話を理解し，自分の意見を伝えるコミュニケーションの能力は極度に低下する．だんだんと言葉の理解はまったくできなくなり，意思表示もできなくなる．意味不明の発声のみとなる．歩く能力も低下し，さらに座ったり立ったりすることもできなくなり，最後にはほとんど寝たきりになる．

大塚俊男，本間昭編：高齢者のための知的機能検査の手引き（東京，ワールドプランニング，1991）より引用

❖コラム❖　若年認知症

　若年認知症とは65歳未満で発症した認知症をいいます。最近発表された厚生労働省研究によれば，若年認知症の患者さんは全国におよそ37,800人と推定されています。高齢期に発症する認知症が女性に多いのに比較し，若年認知症では男性の有病率のほうが高く，18～64歳人口における10万人対の患者数は，男性57.9人，女性36.7人です。その原因疾患は血管性認知症がもっとも多く，42.5％，次いでアルツハイマー病が25.6％，頭部外傷が7.1％，レビー小体型認知症と認知症を伴うパーキンソン病が6.2％，前頭側頭型認知症が2.6％，その他が16.0％となっています。男性では血管性認知症が，女性ではアルツハイマー病が多かったとのことです。

　若年認知症は，働き盛りの頃に発症するため，患者さんの苦痛もさることながら，家族への影響が大きいことが問題をさらに大きくしています。男性がこれらの疾患に罹患し，退職すれば，収入を失って経済的に困窮します。そして配偶者が代わりに働きに出ようとすると，今度は患者さんの介護を誰が行うかという問題になります。女性が発症したときも，配偶者が仕事と介護を両立することは困難です。介護サービスを受けるにしても，デイサービス，デイケアは高齢者のイメージが強いため，若年認知症の人にはなじみにくく，行きたがりません。

　家族に対しては，年金（障害年金の支給）や生命保険の高度障害認定*などで経済的に支援するとともに，精神的な支援も必要であり，若年認知症家族の会がカウンセリング活動などで貢献しています。

＊注：生命保険の高度障害認定は，契約内容にもよりますが，寝たきりや植物状態となれば，死亡に準じて保険が支払われます。高度障害が認定されれば月々の掛け金も不要です。重度の若年認知症には高度障害を認める方向にあるようです。

Ⅱ. 進行を抑える生活の仕方

　認知症を治すあるいはその進行を止める薬物療法は，まだ基礎的研究の段階であり，臨床の場で使える薬剤はありません。そのため，進行を少しでも遅くするために，考えられることはなんでもする必要がありますが，それらはそれなりの治療効果を持っています。それは，現在まだ保たれている脳の機能を積極的に使って，その機能を落とさないようにし，すでに病変の及んでいる部位の脳機能も代償することです。そのために，まず必要なことは，身体的活動の面でも，知的活動の面でも，できるだけ活発な生活を送ることです。

1. 初期から中期への移行を遅くするには

　初期から中期にかけてどのように認知機能が低下していくのか，それに伴って日常生活の機能がどのように低下していくかを観察し，その対策を考えてみましょう。なお，アルツハイマー病で初期にもっとも目立つもの忘れについては，回復させることはきわめて困難です。もの忘れに気づかれたとき，すでに記憶系，すなわち海馬と海馬傍回の病変は相当に進んでおり，記憶のリハビリテーションはほとんど不可能です。しかし，精神活動を高めることにより，理解力や思考力を保つ，ないしはその低下を遅くすることは可能です。

金銭管理と服薬管理に手助けは必要

　初期には理解力がまだ保たれていますが，もの忘れが著しいため，日常生活を送る上で少しは援助が必要です。たとえば，服薬管理です。高齢になれば身体のいろいろな病気に罹るのはやむを得ません。多くの種類の薬を処方されている人も多いです。アルツハイマー病の人は服薬を忘れることが多く，正しく服薬するには，ある程度の助けが必要です。

また，金銭管理についても助けが必要です。預金通帳をしまい忘れ，捜し回っていることは少なくありません。どうしても見つからず，銀行に頼んで，通帳の再発行をしてもらったという話はよく耳にすることです。大きい金額が預金されている通帳は家族が預かり，患者さんは日常生活に必要なだけの金額を預金した別の通帳を使ったほうが無難です。

できるだけ外出や散歩をすること

日常生活を活発にする第一歩はできるだけ外出の機会を多くし，散歩を楽しむことです。初期には，手段的日常生活動作（instrumental activities of daily living：IADL）はまだかなりできます。すなわち，交通機関を使って外出したり，買い物に行ったり，電話をかけたり，炊事をしたりすることは可能です。これらの動作は病気が進行するにしたがって困難になってきます。たとえば，外出，とくに交通機関を使った外出を面倒がるようになります。迷子になることを怖れて，外出したがらなくなる人も多くいます。自分が今どういう場所にいるのか，どういう場所関係の中にいるのかという認識が低下するからで，これは「場所見当識の障害」と呼ばれています。しかし，迷子を怖れて，外出を控えさせるのでなく，積極的に外出や散歩を楽しむように働きかけてください。いろいろな場所への散歩を楽しむことで，体力を保つとともに，自分の知る世界を広げ，場所見当識を保つ上で役に立ちます。

炊事を続けること

高齢になると，健康な人でも炊事を面倒がることは少なくありません。ですから，何か積極的な趣味活動などをしているならば，とくに炊事にこだわりません。しかし，もし他の活動をしていないならば，炊事をできるだけ続けたらいかがでしょう。炊事は非常に知的な活動ですから。

アルツハイマー病を発症すると，もともと料理の得意だった人もレ

パートリーが少なくなり，中期に入ると炊事をしないことが多くなります。初めは献立を立てられなくなります。献立を立てるには，その時々の健康状態，季節，最近の食事を考える必要があり，思考力が試されます。次いで，介護者が献立を考えても，適当な食材を1人で購入することができなくなります。必要なものを必要な量買うにはそれなりの判断力が求められるからです。さらに病気が進むと，介護者が食材を揃えても炊事ができません。料理の手順がわからなくなるからです。1つ1つの行為，たとえばリンゴの皮をむく，などは巧みに行います。しかし，何十年もの間繰り返し作ってきたカレーの作り方について，その手順がわからなくなります。介護者に手順を1つずつ聞きながらでないと料理ができなくなった場合でも，手伝ってもらいながら行ったほうがよいと思います。

知的な趣味と社会参加

高齢になっても，それまでの趣味活動を続け，地域の人たち，職場関係の人たちとの関係を保っている人は多くいます。しかし，認知症の人は，それまで地域に出て活躍していた人も，昔からの趣味の集まりに頻繁に出席していた人も，集まりにだんだん出なくなり家に引きこもる傾向があります。地域の会や趣味の集まりの日時を忘れる，あるいは日付を勘違いして集まりに出そびれているうちに，その会から遠ざかってしまうことも多いです。一度家に引きこもってしまうと，再び対人関係を復活することは難しいものです。ですから，趣味活動と社会参加は，家族が気にかけ，促すことが必要です。また，患者さんの友人の協力を頼み，参加を続ける努力をすることも大事です。もし，福祉センターなどでの普通の社会参加が難しいと判断したら，介護保険によるデイサービスの参加などを積極的に勧めます。デイサービスに通うことも社会参加の1つです。

　外出と散歩，炊事などの知的作業，趣味活動と社会参加は，いずれも

一度離れてしまうと，元に戻すことがなかなか難しいものです。そのため，アルツハイマー病の初期であることがわかったら，この3点については，初期段階から意識的に積極的に行うよう働きかけ，日常生活の機能レベルが落ちないように促すことにしています。

2. 中期の段階で進行を止めるには

　中期の前半では，着脱衣，入浴，摂食，排泄などの基礎的な日常生活動作（ADL）は保たれています。しかし，中期の後半に入ると，これらの機能も少しずつ低下し，身の回りのことへの関心も失い，だらしなくなり，ときには不潔になります。患者さんの生活の質（QOL）は低下し，家族はケアに多くの時間とエネルギーを費やすようになります。とくに排泄のコントロールができなくなると，介護者の心理的ストレスは非常に強いものになります。日常生活動作（ADL）をできるだけ長く自立して行えるようにするには，ケアの仕方を工夫することと，ケア専門の人たちから指導を受けることが必要です。

デイサービスの利用

　中期に入ると，できるだけデイサービスの利用を勧めます。第1に，日常生活をできるだけ規則的にし，活発にしてもらうためです。普段，朝なかなか起きてこない人も，デイサービスに行く日はきちんと起き，バスの時間に会わせて出られるように準備できるものです。そして，ちょっとした身だしなみも整えるようになります。デイサービスに参加した日は夜ぐっすりと眠るといいます。それだけ疲れるのでしょう。

　第2は，少しでも社会とのつながりを保ってもらうためです。中期に入ると，それまで地域の集まりに参加していた人もだんだん参加しなくなります。保護的な環境でないと，人間関係を保つことは困難になります。しかし，デイサービスでは介護士や他の患者さんたちとの人間関係を持つことができます。家に1人でいるより，デイサービスのほうが楽

しいという人は多いです．人と付き合うことを好まず，デイサービスに行くことを嫌がっていた人が，参加してみたら，気の合う人がいてよかったということも少なくありません．介護福祉士や友人と過ごすことは，たとえ認知症の段階が進んでも，社会性を保つ上で大切です．

介護者が自分の時間を持つこと

中期の患者さんを介護するには多大なエネルギーを必要とします．起きているときはもちろん，夜間もトイレなどのため起こされ，疲労困憊している家族の相談をよく受けます．ときには，担当しているケアマネジャーがデイサービスやヘルパーの利用を勧めても，家族が納得しないことがあります．自分が休むために，患者さんが嫌がるのに無理にデイサービスへ行かせるのは可哀想だと自責感にさいなまれるようです．

デイサービスの利用はまず患者さんのためであるという点を理解してもらうようにします．また，よい介護をするには介護者がある程度の体力と時間の余裕を持つことが大切です．介護者が自分の時間を持ち，その間に自分の用事を済ませ，ストレスを少しでも解消できれば，よりよい介護ができます．患者さんとその家族を長くフォローしていますと，介護者が先に倒れてしまうことはまれではありません．そうなると，どこでもいいからとりあえず入所できる施設を探すことになります．その結果，患者さんは急に全く知らないところへ送られることになります．当然，患者さんは不安に駆られ，しばしばパニック状態に陥ります．

施設を利用するにしても，デイサービスからショートステイなどを通じて，徐々に施設に慣れるほうが患者さんにとってよいことはいうまでもありません．

Ⅲ．精神症状や行動の異常は対応できる

　認知症の患者さんは，最近起きたことをよく思い出せない，周囲で起きていることをよく理解できないと感じていても，毎日の生活を続けなければなりません。そのため，不安な毎日を過ごしている人が少なくありません。そのような不安は理解できますが，それが非常に強くなり，介護者が対応に苦慮するようになる場合もあります。一方，周囲が理解できず，困るのは妄想的な反応です。自分が大切にしていたものを盗られたと思い込む「もの盗られ妄想」はしばしばみられる精神症状です。とくに身近にいる家族が疑いの対象になることが多く，あらぬ疑いをかけられてとまどうだけでなく，ときに家族内の人間関係が破壊されてしまうことがあります。

　行動上の問題としては，徘徊がよく知られています。外出して迷子になり，患者さんは必死に自分の家を探そうとしますが，どうしても家にたどり着かず，あちこち歩き回り，警察に保護されることは少なくありません。ときには，患者さんは本来自分のいるべき場所は他にあると思い込み，その場所を探しに外に出てしまうことがあります。多くは昔，若かった頃に住んでいたところを探すようですが，外に出てもどのようにそこに行くのかわからず，歩き回ってしまうことになります。中期の後半から目立つのは，著しい落ち着きのなさ，周囲に対する過敏な反応と攻撃的な行動です。このとき，介護上困るのは，自分が介護されているということを患者さんがよく理解できず，介護に逆らうことです。介護者に対して手を振り上げ，大声を出して抵抗することは少なくありません。このような認知症でよくみられる心理症状あるいは精神症状と行動上の問題は，まとめて「認知症の行動と心理症状（BPSD）」と呼ばれております。

1. 認知症の心理症状
不安を感じるのはもっともなこと

　1人で暮らし，不安な日々を送っている認知症の患者さんは少なくありません。一方，あまり不安を訴えない患者さんもいます。1人で静かに暮らしていた人が，ある時期から毎日のように子どもの家に電話をかけ，些細なことであるにもかかわらず，不安を繰り返し訴えることがあります。家族とともに穏やかに暮らしていた人が，ある時期から自分の将来がどうなってしまうのか，呆けてだめになってしまうのではないか，と介護者に繰り返し尋ね，介護者を疲れさせることもあります。人によっては不安ではなく，むしろ自分のことについて無関心なこともあります。このような差が出るのは，病気の進行によって起こる脳病変の広がりが異なることを反映している場合もありますし，もともとの性格や環境の違いを反映している場合もあります。

　中期の後半になると，不安の内容が単純になります。とくに取り残される不安と恐怖が目立ちます。たとえば，介護者が何か用事を思い出し，患者さんの側を離れて別の部屋に行くと，患者さんはすぐに不安になり，捜し始めます。「すぐ戻るから」と言って部屋を離れても，患者さんはその言葉をすぐに忘れてしまうため，介護者の姿が見えなくなるとすぐにおろおろし，介護者を捜そうとします。この場合，焦燥（96ページで詳しく述べます）を伴っていることもあります。不安と焦燥は1日のうちいつでも起きうることですが，夕方から目立つことが多く，夕方症候群と呼ばれる症状の1つでもあります。

　患者さんが不安を訴えるとき，まずはその不安についてゆっくり聴くことです。それだけで患者さんは落ち着き，穏やかになることもあります。しかし，話を聴いてもらったということを忘れ，再び不安を訴え始めることも少なくありません。その場合は，介護者1人で対応するのは難しく，なんらかの助けがないと，介護者も疲れ果てます。患者さんの相談に乗る人の数を多くすることと，デイサービスやショートステイを

できるだけ利用し，患者さんが1人きりにならないように配慮します．

症例：Fさん，女性

　Fさんは，ご主人が亡くなってから10年以上，住み慣れた町で1人暮らしをしていました．68歳頃から自分が忘れっぽくなったと感じ始め，大事なことは手帳にメモし，日常生活上失敗しないように自分なりに努力していました．しかし，やはり約束を忘れるなどの失敗があり，心配になって，70歳のとき，もの忘れ外来を受診しアルツハイマー病の初期と診断されました．さいわい，近所に親しい友人が何人かおり，彼らの協力を得られたので不安なく生活を続け，電車に乗って昔から通っている教会にも月1回は訪ねていました．進行は比較的緩やかで，服薬管理もなんとかでき，娘さんが月に2，3回訪ねることで割合安定した生活でした．
　発症7年目から理解力・判断力の低下が目立つようになり，とくにとっさの判断を間違えます．たとえば，布団の訪問販売を拒みきれず，仮契約をしてしまいました．その後おろおろしながら娘さんに電話したので，娘さんが心配して駆けつけ，その契約を解除しました．以前ならば強引な販売を拒否できたのに自分がだめになったと嘆き，また契約前に娘さんに相談しなかったことを後悔します．この頃から，Fさんは自分のしたことを思い出せないことに強い不安を感じることが増えてきました．たとえば，急に思い立って郵便貯金から50万円を引き出しました．そのときは郵便局の職員が心配し，定期預金に入るよう説得し，現金を家には持って帰りませんでした．ところがそのことを忘れ，現金が見つからないとうろたえ，またまた娘さんに電話します．お金が見つからないということと，なぜ自分がお金をおろしたか思い出せないとい

う不安です。このようなことが重なり，Fさんは自分の記憶が思っていた以上に悪くなったことを自覚し，1人での生活が不安になってきました。だんだんと，特別のことがなくても不安を感じることが多くなり，とくに夕方になると「○○がなくなった，どうしよう」などと，娘さんに電話をかけることが増えてきました。ついには，ほとんど毎日，夕方になると電話します。

　このようなことが重なったため，娘さんは，Fさんがこれ以上1人暮らしをすることは無理と考え，自分の住む町に有料老人ホームを探しました。Fさんは，今住んでいるところには友人が多いからと迷っていましたが，結局その老人ホームに入居しました。入居後，娘さんは頻繁に訪問しており，今のところ落ち着いています。

Fさんのように不安の強い場合も，また，不安を訴えることはないが，アパシー（94ページで詳しく述べます）が強くて，生活が非常に不規則になったとき，子どもの住む町の有料老人ホームなどに入居することで解決することはよくみられます。一方，1人暮らしで身寄りのない場合は，地域で支えなければなりませんが，ときに非常に難しいことがあります。

妄想というより疑い

　アルツハイマー病の患者さんの妄想の中でもっとも多いのは「もの盗られ妄想」です。自分が大事にしているもの，たとえば預金通帳をしまった場所あるいは隠した場所を忘れ，盗られたのではないかと，身近にいる人に疑いをかけ，激しくなじるという妄想です。猜疑心が非常に強くなった状態ではありますが，「妄想」と呼ぶことが適切かどうかは疑問です。介護者はその対象になりやすいため，つらい思いをすること

も少なくありません。金銭や預金通帳を盗られたと責められると、ときに介護者との関係が破壊されてしまうこともあります。原則として、預金通帳は介護者が預かり、ときどき患者さんに預金通帳を見せて安心してもらうようにしています。患者さんが「盗られた」と言い張るものは必ずしも高価なものとは限りません。日常頻繁に使用している化粧品とか、古くなった衣服など、些細なものも多いのです。客観的に見ると、その程度のものが見つからないからといってそんなに騒がなくてもいいのにと思いますが、患者さんの怒り方はしばしば激しく、その激しさに介護者は強い心理的ストレスを感じます。

　介護者はどう対応したらよいかとまどうことも多いですが、まずは患者さんの言い分をゆっくり聴きましょう。いきなり否定すると、患者さんの怒りはエスカレートするばかりです。そして、"ない"というものを一緒に捜しながら、患者さんの気持ちを鎮めるようにすることです。そのような方法ではうまくいかず、怒りがエスカレートするようでしたら、ごく少量の抗精神病薬を使います。これで感情の激しさが少しでも治まれば、介護者にもゆっくり対応する余裕が出てきます。

　同じ程度の認知症の段階にあっても、介護者と穏やかに暮らす人もいれば、もの盗られ妄想で家庭内を混乱させる人もいます。その違いがなぜ起こるかは難しい問題です。まず、この妄想は日本では女性に圧倒的に多いことが不思議です。海外では、とくに性差はないとのことです。日本の家庭では、女性が財布を握っていることが多いからでしょうか。その意味では、その人の生活史や性格が関係するのかもしれません。一方、MRI検査で大脳灰白質の萎縮の程度を詳しく調べ、妄想には左前頭葉などの障害が関係するという研究報告もあります。

　妄想の型は認知症性脳疾患によって違いがあります。たとえば、血管性認知症では、頻度の高いものではありませんが、統合失調症に似た被害妄想がみられます。見つからないものを、「盗られた」というのではなく、たとえば、息子（あるいはまったく知らない人）が自分の財産を

狙っているというような妄想です。また，不義妄想と呼ばれる，配偶者が誰かと不倫関係にあるという一種の被害妄想がみられることがあります。レビー小体型認知症では幻視と関連した，あるいは幻視にかかわりなく統合失調症に似た被害妄想を持つことがあります。

症例：Gさん，女性

　Gさんは76歳頃から置き忘れやしまい忘れが多くなり，「○○がない，△△がない」といつも何かを捜すようになりました。もともと非社交的で，近隣の人との交際は少なく，ご主人と2人で静かに生活していました。比較的近くに住む息子さんの家族とは割合頻繁に行き来しており，娘さんの家族も同じ町に住んでいます。捜しものが目立つようになった頃から，ご主人に，「嫁が盗っていったのかしら」と言うようになりました。ご主人は，そんなはずはないじゃないかと言いながら一緒に捜すようにしましたが，妙なところに隠していることが多いと驚いています。銀行や郵便局の預金通帳はなくなると困るので，それらをご主人が管理することにしましたが，そのことについてGさんは納得しています。

　2年ほど経つと，Gさんは直接息子さんの奥さんに向かって，硬い表情で「盗らないでください」，「返してください」となじるようになりました。それらは，日常使っている化粧水や他の人が盗るはずもないGさんの下着です。そんな程度のものをと，ばかばかしく見えますが，Gさんは真剣で，日用品の1つ1つに名前と番号をつけています。息子さんの奥さんは，Gさんを刺激しないように，Gさんの家からできるだけ離れていましたが，Gさんは「私の知らないうちに入ってくる」と主張します。息子さんの奥さんは，病気だからと我慢はしているものの，その

なじり方の激しさに，精神的に参ってしまいました。

　ケアの仕方の工夫だけでは解決しないので，少量の抗精神病薬（スルピリド50mgを1日1錠）を投与しました。この程度の量では，この妄想ないしは極端な「疑い」を抑えることはできません。しかし，なじり方の激しさを弱め，ある程度穏やかにすることはできました。その上で，デイサービスへの通所を試みることにしました。Gさんは，私は人付き合いが下手だから，と初めは嫌がっていましたが，息子さんにも説得され，週2日近隣のデイサービスに通所を始めました。しばらくすると，Gさんと話の合う人も2，3人でき，デイサービスに行くことにも抵抗はせず，最近は穏やかです。抗精神病薬は1年ほどで中止しました。現在も「盗られた」という疑いが消えたわけではありません。ときに，疑いが頭を持ち上げることがあり，そのときはきつい目つきになります。しかし，激しい怒りにはならず，比較的穏やかな日が続いています。

うつ症状：アパシー（無気力，無関心）と間違わないこと

　認知症のはっきりした症状が出現する前に，うつ症状が目立つ患者さんは少なくありません。毎日暗い表情で暮らし，ときに「もう死にたい」と漏らすこともあります。それまで活発に仕事をし，地域活動をしていた人が周囲の出来事に関心を失い，自分の趣味への興味を失ってしまうことがあります。食欲がなくなり，睡眠は不規則で，寝つきが悪く，眠っても夜中に目が覚め，その後はなかなか眠れないということが続きます。認知症にみられるうつ症状には，認知症の原因になった病気の症状としてのうつ症状と，認知症のために生活上起きている問題をうまく対応できず，うつ症状が出現する場合があります。認知症であっても，うつ症状が重なっていると考えられれば，抗うつ剤を処方します。

　認知症に，このような"うつ"を思わせる症状が重なっているとき

は，次に述べるアパシーと区別する必要があります。うつ症状は，「悲しい」，「寂しい」などの抑うつ気分と，「（何に対しても）興味がない」，「何もしたくない」という興味・関心の喪失と活動性の低下に大別されます。アパシーでも，活力の減退と活動性の低下が目立ちます。アルツハイマー病はある程度以上進行すると，活力の低下が目立ってきますが，これはほとんどの場合アパシーです。アパシーがうつ病と診断され，抗うつ剤が投与されることがありますが，認知症のアパシーは一見うつ症状に見えても，抗うつ剤の効果はありません。

症例：Hさん，女性

　Hさんは76歳まで地方の小都市でご主人と2人で暮らしていましたが，ご主人は脳梗塞を3度繰り返し，Hさんが1人で介護をしていました。ご主人は右の片麻痺と失語症もあり，コミュニケーションがよくとれないだけでなく，夜間も落ち着かず，声を出すことも多いので，Hさんは睡眠を十分にとれず，疲れ果てていました。食欲はなく，食事は不規則になっており，また涙もろくなっていたため，近所の人がHさんを心療内科に連れていきました。介護疲れによるうつ病と診断され，抗うつ剤と睡眠剤を処方されました。東京にいる娘さんが見かねて，一緒に住む計画を立てましたが，Hさんは子どもに迷惑を掛ける，と自責の念にさいなまれ，ご主人を道連れに自分も死のうと，処方された薬を使って自殺を図ろうとしました。

　娘さんが奔走し，肺炎に罹患していたご主人を病院に入院させ，Hさんは娘さんと暮らし始めましたが，Hさんももの忘れがあり，ご主人の状況をよく把握していないことと感情的に非常に不安定であることがわかりました。記憶検査と画像検査の結果，アルツハイマー病の比較的初

期であると診断されました。Hさんは現在，少量の抗うつ剤を服用しながらデイサービスも利用しており，うつ症状については漸次軽快に向かっています。

アパシー（無気力，無関心）：介護サービスの力も借りて働きかけを

　アパシーは認知症の行動と心理症状（BPSD）の中でももっとも頻繁にみられるものです。アルツハイマー病でも，他の認知症性疾患でも，中等度段階にある患者さんの約半数にアパシーはみられます。彼らは日常の活動や身の回りのことに興味をなくし，さまざまな事柄への関心がありません。そうして，何かを行うという気力を全く失っています。喜びや悲しみなどの情緒的反応に乏しく，呆然とした表情をしていることが特徴的です。これらの症状は，前述のようにうつ病の症状と間違えられることがあります。しかし，アパシーでは興味・関心を喪失し，自発性・活動性が非常に低下しても，うつ病に特徴的な悲しい，寂しいといった抑うつ気分は伴いません。むしろ，感情の動きに乏しいといえます。また，うつ病では，食欲がなくなり，睡眠の障害も特徴的であるのに反し，アパシーの場合は食事の支度などはしませんが，食事を出されれば食べますし，睡眠もよくとっています。

　アパシーに対し，ドネペジルがある程度効果を持つようですが，ただ薬を投与しているだけでは症状の改善は望めません。何よりもデイサービスなどでの働きかけが大事です。

症例：Ｉさん，女性

　Ｉさんは 60 歳頃から近隣の医院で高血圧症を指摘されていましたが，降圧剤を規則的には服用せず，血圧のコントロールは十分ではありませんでした。70 歳のとき，狭心症と思われる胸部痛のため，近隣の総合病院の循環器科に入院し，以後通院を続けています。その頃から元気がなく，元来外出して友人と食事しながらお喋りをするのが好きであったのに，外出も好まなくなり，料理が得意であったのに，炊事も面倒がるようになりました。同病院の心療内科を紹介されましたが，面接時にはきちんとした対応であり，とくに問題はないと言われ，薬の処方も受けませんでした。

　3 年間ほど，だらしのない生活でしたが，自分のことはなんとか自分で行いながら生活していました。昨年から意欲のなさがさらに進み，足が痛いと言って買い物に行こうとせず，炊事をほとんどしません。金銭の管理は面倒くさいと言って，娘さんにさせています。掃除も，やはり面倒だと言って行いません。しかし，食欲はあり，出された食事は美味しいと言って，全部摂ります。元来きれい好きで，毎日入浴を欠かせなかったのに，面倒だと言って入ろうとしません。娘さんが一生懸命説得しても，週に 1 回しか入りません。1 日中なんとなくテレビを眺めているだけです。内容を憶えていません。デイサービスに行くと，集団の動きにはついていくようで，プログラムの中に割合とよく入ってゆきます。忘れっぽさはありますが，著しいもの忘れではありません。デイサービスで何をしてきたかは，自分から話そうとはしませんが，尋ねれば答え，内容はほぼ正確です。MRI 検査の画像では，海馬の萎縮はほとんどなく，白質の虚血性変化が目立ちます。診断は血管性認知症で，アパシーの目立つ患者さんです。

2. 認知症の行動症状
焦燥：落ち着きのなさと怒りっぽさ

　認知症が進行すると，活動性が非常に低く，1日中呆然としている人もいれば，落ち着きがなく，部屋の中で行ったり来たり，たえず動き続けている人もいます。落ち着かない人は，いらいらとして怒りっぽく，ちょっとした刺激に対しすぐに反応する傾向があります。たとえば，工事中の騒音や子どもたちの騒ぐ声に対し，過剰に反応し，怒りを爆発させます。このような症状は焦燥と呼ばれ，とくにアルツハイマー病の中期後半から多くの患者さんにみられるようになります。

　家庭で介護されている場合も，施設で介護されている場合も，落ち着きのなさとともに攻撃的な行動で困ることが少なくありません。たとえば些細なことをきっかけに，人を叩く，押す，手や足をつかむ，引っ掻くなどの身体を使っての攻撃的な行為，および大声で叫ぶ，罵る，金切り声をあげる，かんしゃくを起こすなどの言葉による攻撃です。これらの行動が介護者に対してだけでなく，施設の入所者が被害を受けると，施設管理上の問題になり，対応が難しくなることがあります。

　焦燥とそれに伴う興奮や攻撃的な行動をケアの仕方でどう対応するかは難しい問題です。少なくとも，それらの行動がどのような状況で起きているかを調べ，どのように介入したらよいかについて検討することが必要でしょう。たとえば，介護施設では，入浴するときに大騒ぎしている人をしばしば見かけます。「これからお風呂に入りましょう」と，入浴する前によく話しているはずです。しかし，そのことをなかなか理解できず，理解する前に衣服を脱がされると，急に怒り出してしまうということはありうることです。おそらく介護施設では，いろいろな場面で，どのように介護したらよいのかの検討が行われていると思います。精神症状が出たからすぐに薬を投与するというのではなくて，まずそれぞれの患者さんのケアのあり方を考え，それによってできるだけ行動上の問題を起こさないように図っていくことが大事です。

しかし，同じように介護していても，どうしても興奮状態が強すぎるという場合もあります。その人の性格や病気が始まってからの性格変化だけでなく，その病気の性質とか，脳のどの部位に病変が広がっているかなど，いろいろな問題が絡んでいるのでしょう。ケアの工夫だけでは解決のつかないときは，やむを得ず少量の薬を使うことがあります。

症例：Jさん，男性

　Jさんの認知症発症は早く，65歳頃からもの忘れと日付の混乱が目立ち，その後症状は急速に進行しました。71歳でクリニックを受診したとき，すでに理解力が著しく低下しており，奥さんの話をよく理解できず，また何を言おうとしているのか奥さんにもほとんどわからなくなっていました。日常的には何もしようとせず，更衣や入浴も奥さんの介助を必要としていました。

　1年ほど前から，落ち着かず，なんとなくそわそわしていることが多くなりました。奥さんが側にいても，奥さんの周りをうろうろと歩いていることが多く，動きを止めたと思ったら，部屋のゴミをつまんでベランダの外へ投げ捨てます。奥さんがそのようなことはしないようにと注意すると，怒って奇声をあげながら奥さんに対して手を振り上げます。

　奥さんが用事を思い出し，2階に行こうとすると，すぐに追ってきます。すぐ戻るからと言い聞かせても，理解できないのか，忘れてしまうためか，すぐに捜し始めます。姿が見えないと，非常に不安になるようで，2階に上がって，ちょっと部屋を覗いて見つからないと，他の部屋やトイレにまで捜しに行きます。それでも見つからないと，おろおろし，外へ出て捜そうとします。このような落ち着きのなさはとくに夕方から著しくなります。

徘徊：患者さんなりの意味がある

　アルツハイマー病の患者さんが外出し，家に帰れず，歩き回っていることは少なくありません。このような行動を徘徊と呼びますが，その原因はいろいろです。たまたま，何か思いついて家の外に出て，少し歩いているうちに帰り道がわからなくなり，一生懸命自宅を探しながら，歩き回っていることが多いようです。場所の認知機能が侵されているため，全く方向違いで探していることもありますし，自分の家の前に来ても，それを自宅として認知できず，通り過ぎることもあります。もう1つのタイプは，現在住んでいる家が自分の家でなく，自分の家は別の所にあると思い，それを探しに外へ出て迷う場合です。このような体験の後，外へ出て怖い思いをしたという怖さの記憶が残るのか，その後外出を嫌がる人もいますし，その記憶は残らず，また外出への衝動が強いのか徘徊を繰り返す人もいます。徘徊と呼ばれる行動上の問題は非常によく知られていますが，その頻度はそれほど高いものではありません。問題は徘徊を繰り返す患者さんがいることで，その場合介護者は対応に振り回されます。もっとも，最近は携帯電話などに搭載されているGPS機能を用いて徘徊中の場所の特定ができるようになったため，以前よりは対応が楽になりました。

　家の中で動き回る行動は病状が進行した患者さんによくみられます。これも徘徊に含められることがありますが，徘徊とは異なった行動です。これは，「うろうろ歩き」と呼ばれており，先ほど述べた焦燥の行動特徴の1つです。これも徘徊に含めれば，その出現率は高いものになります。

　なお，前頭側頭型認知症の患者さんには，少し違った徘徊行動がみられます。迷った結果として歩き回るのではなく，外を歩き回る衝動が強いのです。はっきりした目的もなく，ひたすら町の中を歩いたり，自転車を乗り回している患者さんがいます。自分の気に入った展示場に毎日のように行く患者さんもいますが，展示をゆっくり見るわけではなく，

すぐに帰ってきてしまいます。そこに行くという行動を繰り返すのです。これは徘徊と区別して「繰り返しの散歩」とか「周遊」と呼ばれています。

症例：Kさん，女性

　Kさんは，ご主人，娘さん夫婦，孫2人とともに住んでいます。
　71歳頃から，置き忘れ，しまい忘れが多くなり，また同じことを繰り返し尋ねるようになりました。1年前からは，比較的よく訪ねる近所の店や医院の場所を混乱し，長年通っている歯科医院に行く途中で迷い，ついにたどり着かなかったことがあります。そして，半年前より，夕方になると，自分の家にいるにもかかわらず，「子どもが待っているから，帰るわ。姉さんのところに泊まるわけにはいかないのよ」と言って，出かけようとするようになりました。このときは，娘さんが自分のお姉さんに見えているようです。ご主人は，「ここがあなたの家だよ」と説明しても，Kさんは納得せず，説得しようとすればするほど，だんだん興奮してしまいます。強引に家を出てしまい，ご主人と娘さんが後を追って捜すことも何度かありました。Kさんが帰ろうとしているのはかつて住んでいた場所で，そこで結婚後20数年間住み，子どもたちを育ててきたとのことです。Kさんにとってもっとも充実した生活を送った場所なのかもしれません。そして，あたかも最近20年間の記憶の脱落があるかのように，そこに帰ろうと必死になっているようです。このように，昔住んでいたところへ帰ろうとする衝動は，いつもあるわけではありません。ときどき現れるだけで，夕方から夜にかけてこのような状態になることが多いようです。

3. せん妄：まず身体疾患のチェックを

　せん妄は，これまで述べた認知症の行動と心理症状（BPSD）と異なって，認知症でなくても起きることのある精神症状で，一種の意識の混濁です。高齢者は重症の身体疾患に罹患するとせん妄を起こすことがあります。せん妄をここで取り上げるのは，認知症の人はせん妄状態になりやすいからです。とくに，血管性認知症の患者さんは，感染症などに罹患したとき，せん妄に陥りやすくなります。

　認知症にせん妄が加わると，患者さんはそれまでと様子が急に変わります。それまで以上に周囲のことがわからなくなったようにみえ，話がさらに混乱してきます。話をよく聞こうとしても，その内容が支離滅裂で何を言いたいのか，何を感じているのかよくわかりません。一見，認知症の病状が急に進んだようにみえます。一緒に住んでいる配偶者や子どもを認知できないことも多く，親しい家族を見る目つきも普段とは変わっていて，介助しようとすると，いつもと違って激しく抵抗します。妙な興奮状態にあるようにみえます。このせん妄のときは，意識レベルが低下しているとともに，興奮を伴っています。昼間はおとなしく，むしろうとうとしており，夕方からせん妄状態になることも多く，その場合夜間せん妄と呼ばれています。

　このような症状が出現したときは，まず感染症に罹患した可能性を考え，検査が必要です。肺炎や尿路感染症などが原因になって，発熱し，脱水状態を伴っていることがしばしばあります。次に調べるのは服用している薬剤です。とくに抗うつ剤に注意が必要ですが，鎮痛薬や，ステロイドを含有している薬剤でもせん妄の引き金になります。さらには，心理的影響です。感染症で入院したとき，病気そのものによる脳の機能低下と，病院という見知らぬ環境に急に置かれたことが，せん妄のきっかけになることがあります。また，そのようなきっかけがはっきりせず，なんらかの原因で，覚醒と睡眠のリズムに変調をきたしていると思われる場合もあります。

症例：Lさん，男性

　Lさんは不動産業に長年従事しており，収入が多かったためもあり，飲酒を好んだそうです。63歳のとき，1回目の脳卒中で倒れ，右片麻痺と言語障害を遺（のこ）したため，近隣の病院へ理学療法と言語療法のため約2年通院しました。家の中で手すりを使い，伝い歩きをするまでに回復しましたが，その後脳卒中を2回繰り返し，1年半前より，車いすを使用しています。3回目の脳卒中の後，理解力が相当に低下しました。

　最近3カ月の間，昼間は比較的穏やかで，奥さんが積極的に話しかけないと，うとうとしています。しかし，夕方から，様子が変わってきます。自宅にいながら，「ここは京都だ」，「東京へ帰ろうよ」と言い出します。20年前に京都に住んでいたことがありますが，それと混同しているようにみえます。そのようなときは目つきが鋭く，いつもの穏やかさを失っています。また，「俺の車を誰かが盗んだ」と車を捜しに行こうとします。車はすでに1年前に処分し，運転免許証も更新していないことを説明しても納得しません。「車のキーを返せ」と奥さんをなじり，手を振り上げます。Lさんが車のある場所と思い込んでいる場所まで，奥さんに車いすで連れていったこともあります。Lさんは普段穏やかな人で，昼間はむしろ静かすぎるのに，夕方から話がまとまらず攻撃的になることに，奥さんは当惑し受診しました。

　近隣の病院で検査を受け，身体的には特別の病気は見いだされませんでした。また，とくに問題になる薬剤の服用もしておりませんでした。特別の心理的要因もみられません。脳卒中を繰り返し，梗塞巣以外に虚血性変化も進んでいるので，脳機能の低下は著しく，覚醒睡眠リズムに問題があると考えました。そして，少量の抗精神病薬（スルピリド25〜50mg）を夕食前に服用することで軽く鎮静し，夜眠れるように図り

ました。精神症状はすぐに消腿し，1週間で抗精神病薬も中止することができました。

4. 排泄の失敗

　排泄の失敗そのものは認知症の行動と心理症状（BPSD）に含まれる症状ではありません。しかし，失禁，とくに便失禁は，徘徊の著しい場合とともに，家庭での介護の限界となり，施設入所のきっかけになるものです。そこで，ここで失禁について述べることにします。

　アルツハイマー病の患者さんの経過を長く追っておりますと，発症から7～8年で着替えや入浴に声かけや一部介助を要するようになり，次いで排尿の失敗がみられるようになります。これはFAST 6，すなわち「やや重度のアルツハイマー病」あるいは「重度の認知機能低下」の段階に入ったことを意味します。尿失禁は，「ときに漏らすようになった」から始まり，だんだんと日常的になってきます。これには，尿意を感じてからトイレで排尿を済ますまでのいろいろな要因が絡んでいます。尿意を感じるのが遅い，尿意を感じてからトイレへ行こうとするが場所を混乱して途中で間に合わなくなる，トイレまで行き着いたが下着を脱ぐのに手間取ったなどの要因です。とくに，夜間にトイレの場所がわからないことが理由であれば，トイレから一番近い場所を寝室にする，トイレを明るくしておく，寝室の中にポータブルトイレを置くなど，いろいろな対策が考えられます。そして，このような方法である期間は対応することが可能です。しかし最終的には，尿意の感じ方が遅く，鈍くなることが問題で，尿意を感じたらすぐ排尿してしまう，あるいは排尿が始まってから気づくようになったら，おむつでの対応がやむを得なくなります。

　尿失禁は患者さんにとってもプライドが傷つくものです。初めのうち

は患者さん自身が下着を秘かに洗っており，何もなかったかのような顔をしていることもあります。しかし，頻度が増し，失禁を隠せなくなったら，パットの使用や，紙おむつの使用を勧めるようにしています。最近の紙おむつはよくできており，履き心地も悪くはないので，それほど抵抗はありません。

　問題は便失禁です。これは患者さんにとっても嫌なものでしょう。ですから，新聞紙に包んで隠したり，トイレの外に排泄してしまった便を自分でトイレに流そうとして，かえって周りを汚してしまうことになります。挙げ句の果て，介護者に指摘されると，「私がそんなことするはずはございません」と開き直ることも少なくありません。これを繰り返すと，介護者との関係も悪くなってしまいます。このような行為は，主治医意見書の周辺症状にある不潔行為に含められますが，患者さんを責めても意味はなく，薬剤で予防できるはずもなく，実にやっかいな問題です。

　介護施設では，失禁に対しては，基本的におむつの使用と時間誘導で対応しています。入所者によって異なりますが，パンツに尿取りパット，あるいは紙おむつに尿取りパットを使います。時間誘導は，起床時，朝食後，昼食前，昼食後，夕食前，夕食後，就眠前の1日7回が平均でしょう。その間に，そわそわする患者さんは適宜誘導することになります。排便については，それぞれの患者さんの排便パターンで誘導することになります。長期入所であれば，朝食後にという習慣づけも可能でしょうが，ショートステイの場合は，それぞれの患者さんのパターンをまず知ることが必要になります。

　介護施設と同じ対応を1人の介護者が行うことは至難の業です。しかし，中には発症から10年以上経ち，なお家庭で介護されている患者さんがいます。そのような患者さんはどのように排泄がコントロールされているかを，参考のため挙げてみましょう。最初の例は86歳の女性です。72歳の時から外来で診察しているアルツハイマー病の患者さんで，

ご主人が14年間介護しています。すでにFAST 7になっていますが，尿意は身振りでわかるので失敗は少ないそうです。紙おむつは使わず，パンツにパットだけで対応できているといいます。排便は朝食前に行うよう習慣づけられているので，失敗するのは月にせいぜい2回か3回であり，まだ施設入所は考えていないといいます。もう1つの例は66歳の女性で，若年発症のアルツハイマー病の患者さんです。52歳頃から記憶障害が始まり，緩やかな進行でしたが，2年前にはFAST 7の段階に入っています。おむつはしておりますが，1日数回の時間誘導で排尿はコントロールされ，排便は毎朝食後にトイレにつれて行くことでほとんど失敗はないといいます。トイレに連れて行っても便器にどのように座ったらよいかなど全くわからないため，1つ1つの介助は必要なようです。

　この2例とも，介護者が健康な配偶者で，経済的にも年金で普通に暮らしてゆくには問題がないという恵まれた環境にあります。したがって，このような対応を一般化することはできません。介護者が配偶者であっても，便失禁が始まった後も在宅介護を続けようとすると，1カ月の半分はショートステイで，半分は介護者が覚悟を決めて家庭で看る，というのが妥協点ではないかと思います。

5. 行動と心理症状への対応

　認知症の中期にしばしばみられるさまざまな行動上の問題や心理症状を家庭で対応することは非常に難しく，介護者に強い心理的ストレスをもたらします。これらの症状は，脳の病気の直接的反映として，周囲とのコミュニケーションがうまくとれないという面と，社会との接触が乏しくなったため，社会性を失って，ますます周囲と摩擦を起こしやすくなったという面があります。ここでは，家庭で介護されている患者さんが著しい認知症の行動と心理症状（BPSD）を呈したとき，どのように対応するかという基本について述べます。

公的な介護サービスの利用

　認知症が中期に入っても家庭介護を続けるには，いかに適切に介護サービスを受けるかにかかっています。

　(1) 施設には経験豊富なスタッフがおり，同じような行動と心理症状を持つ患者さんをどのようにケアしたらよいかという経験が蓄積されているはずです。また，その患者さんがいかに激しい症状を持っていても，家族よりは余裕をもって介護にあたることができます。介護に専念している家族は，たとえ経験を積んだとしても，1人で毎日介護する場合，時間的にも心理的にも余裕がありません。患者さんの家族で，介護福祉士として介護施設で働いている人がいます。その人に聞いてみますと，仕事として認知症の患者さんを看るのと，家族の一員として認知症の患者さんを看るのとは，どれほど心の負担が違うか，自宅での介護がどれほど心に余裕を持てないものかを語ってくれます。患者さんによい心理的影響を与えるには，心に余裕を持って介護にあたることが大切です。そのためにはケアの専門スタッフの協力が欠かせません。

　(2) 介護サービスの場では患者さんの心構えも変わります。認知症が進行するにつれ，自分がどう行動してよいかわからなくなると，身近な人に頼るようになります。認知症の患者さんが非常に依存的になるのは，この病気の本質かもしれません。しかし，その依存を一方的に受けとめていると，患者さんはますます社会性を失います。認知症初期から社会性を失わないように，家族，地域，仕事関係の知り合いの人たちとぎりぎりまで交流を持ってきた患者さんと，デイサービスを拒み，家で何もせず，全面的に介護されるだけの患者さんとを較べると，数年後には後者がいかに周囲とのコミュニケーションを持つ力が乏しくなり，社会性が低下しているかがわかります。

　よい介護関係を持つには，介護者が患者さんのために常によい介護を行うように努める必要がありますが，患者さんもよい介護を受けるためには努力しなければならない，と考えています。患者さんの家族に，本

人がデイサービスに行くのを嫌がっているのだから，本人の言うとおりにすべきではないのですか，と言われることがあります。これは一見，患者さんの立場に立っているかのようにみえます。しかし，3年，4年と経過を見ていると，介護者は介護に疲れ果てて，倒れることもありますし，重圧に耐えかねて介護を放棄することもあります。たとえ患者さんが，他の人たちの中に入ってゆくのは嫌だ，家にいるのがいいと言っても，なんらかの社会とのつながりを保つよう働きかけることは必要で，とくにデイサービスなどの場を有効に使うことが大切です。

薬物療法もときには必要

認知症の行動と心理症状（BPSD）は，介護サービスなどのケアだけでは対応できないことも多いです。その場合は，薬物療法として，ごく少量の抗精神病薬を使用します。高齢で，脳障害のある場合，副作用が出やすいので，鎮静作用の比較的弱い薬を少量から使用することにしています。私のクリニックでは，初めにスルピリド1日25〜50mgを使用します。多くても100mgまでです。スルピリドは150mg以下であれば内科で胃潰瘍などにも使用する薬剤ですので，50mg未満の投与で鎮静し過ぎることはまれです。しかし，脳に障害があると副作用が出やすく，振戦などの不随意運動が現れたり，運動が緩慢になり，とくに歩行が不安定になることがあるので注意します。最近は，抑肝散1日5〜7.5gの処方も勧められています。これらの薬で症状が改善されないときはクエチアピン1日12.5〜50mg，あるいはリスペリドン1日0.25〜1mgを使用します。これらの抗精神病薬は少量でも，もの盗られ妄想に伴う興奮や怒りを鎮めます。「盗られた」という疑いの気持ちは残るようですが，それに伴う怒りの気持ちを和らげ，穏やかにします。それによって介護者との関係を改善することが目的です。また，焦燥に対しても効果を持ち，些細なことへの攻撃的な反応を穏やかにします。上記の範囲内の量であれば，副作用は非常に少ないです。ここで大事なこ

とは，家族に薬の作用と副作用をよく説明した上で，服薬量の微調整をしてもらうことです。たとえば，患者さんの反応，とくにぼーっとし過ぎないか，歩行のふらつきを起こさないかを注意しながら，スルピリド25〜50mgの間で調整するように説明します。家族やグループホームでは，このような服薬指導で，過鎮静にならないようにすることが可能です。

第3章
認知症を地域で支える

　認知症の患者さんは，比較的軽度の間はそれぞれの人生の延長として，地域において彼らなりの生活を続けております。ご夫婦で旅行を楽しんでいる人はたくさんいますし，外国旅行を楽しんでいる人もいます。認知症を発症してからも趣味のコーラス，書道，さらには小唄といった粋な趣味を何年間も楽しんでいる人もいます。とくに，配偶者が心身ともに健康なときは，有意義な時間を過ごしています。

　しかし，全体としてみますと，発症から数年経ちますと，もの忘れだけでなく，周囲で起きていることをよく理解できなくなり，どう行動すべきか判断に迷い，行動が混乱してきます。とくに，1人暮らしで孤立した生活をしている人は不安が強くなり，混乱すると社会の中でいろいろな問題を起こしやすくなります。

　そのような段階に達したとき，地域での生活を少しでも長く続けるには地域のサポートシステムが必要です。中でも，介護保険による介護サービスを上手に利用することが大切です。認知症専門クリニック（もの忘れ外来）で患者さんを長期にわたって診療を続けていますと，医療面だけでなく，介護面の相談が多くなります。

　病状が進行し，介護の負担が増したとき，介護保険の要介護認定の申請と，どのようなサービスを受けたらよいかという話し合いが行われま

す。行動上の問題や精神症状が出現したときは，薬物療法だけでなく一時的な施設利用の相談を受けます。さらに重度になったとき，長期の施設入所が必要になりますが，その決断についても意見を求められます。これらの問題の相談に応じるには，地域包括支援センターや居宅介護支援事業所のケアマネジャー，介護施設の介護福祉士，看護師などとの協力関係が欠かせません。

Ⅰ．介護保険制度

　介護保険制度は，高齢者が介護の必要な状態になっても，できるかぎり住み慣れた地域で生活が続けられるように，介護を社会全体で支える仕組みです。この制度は1997年12月に法律ができ，2000年4月から施行されました。

　保険者は国民に身近な市町村および特別区で，介護保険制度を運営し，保険料を徴収し，要介護認定を行います。被保険者は65歳以上の第1号被保険者と40歳から65歳未満の第2号被保険者から成り，保険料を納め，要介護認定を受けてサービスを利用します。サービス事業者は指定を受けた民間企業，社会福祉法人，医療法人などから成り，在宅サービスや施設サービスを行います。介護サービスが円滑に行われるように働いているのが，介護支援専門員（ケアマネジャー）で，ケアプランの作成やサービス事業者との連絡調整を行っています。

1．要介護認定の申請

　介護保険のサービスは，まず，市区町村の高齢者支援室に要介護認定を申請することから始まります。認定申請は，最寄りの地域包括支援センターや居宅介護支援事業者などに代行してもらうこともできます。65歳以上の人たち（第1号被保険者）は，どのような病気やけがが原因でも，介護が必要と認められればサービスを利用できます。40歳から65

歳未満の第2号被保険者は，厚生労働省の定める特定疾病が対象になり，認知症性疾患としては，初老期に発症したアルツハイマー病，血管性認知症，進行性核上性麻痺，大脳皮質基底核変性症，パーキンソン病などが含まれます。

認定調査—家族が立ち会い，正確な情報を—

　要介護認定を申請すると，市区町村またはその指定を受けた機関の職員が自宅を訪問して，身体機能，生活機能，認知機能，精神・行動障害，社会生活への適応の5群について，計74項目の調査票を用いて，聞き取り調査を行います。従来は82項目でしたが，平成21年4月から要介護認定の新しい基準に変わりました。82項目のうち，14項目が削除され，認知症に関係のある6項目が追加され，認定調査で認知症の比重が高くなりました。新基準により，認知症が少し重度に判定され，サービスの支給限度額が上がると思われますが，全体としては介護度がこれまでより低く判定されるのではないかとの懸念もあります。

　訪問調査の際，認知症の症状があっても本人はそれを否定し，簡単な面接ですともっともらしい受け答えをすることがあります。本人は認知症であるとの自覚がまったくなく，何年か前の自分の記憶で語っており，ごく自然に振る舞っていることもあります。また，認知症と言われることに強い抵抗を感じ，隠そうとしていることもあり，調査員が問題を見抜けないこともあります。そのような場合，家族があらかじめ調査員に事情を説明しておいたほうがよいと思います。この訪問調査の結果により，全国一律のプログラムに従って，コンピュータによる一次判定が行われます。

　訪問調査と並行して，かかりつけ医は，主治医意見書の記入を求められます。そのため，要介護認定を申請するには，あらかじめ医師の診断を受け，その医師を主治医として市区町村に申請しなければなりません。認知症を主たる診断名にする場合，かかりつけ医が認知症をよく理

解し，診断できればよいのですが，かかりつけ医が必ずしも認知症についてよく知っているとは限りません．その場合は，認知症に詳しい医師に書いてもらったほうが診断，病状，そして現在抱えている介護上の問題について正確に記載してくれます．

2. 主治医意見書

　コンピュータによる一次判定の結果に，主治医意見書の資料を加えて，介護保険審査会が介護の必要度を審査します．審査会は医療，保健，福祉の学識経験者から選ばれますが，実際には，医師，歯科医師，薬剤師，保健師，介護支援専門員，精神保健福祉士，介護福祉士などからなる5名で構成されます．その結果，非該当（自立），要支援1，2，要介護1〜5までの8段階の評価が決まります．

日常生活自立度の判定基準

　主治医意見書を記載するとき，認知症については，認知症高齢者の日常生活自立度，認知症の中核症状，認知症の周辺症状を正確にチェックし，医療・介護上の問題を特記事項に的確に記載することが大事です．中核症状とは認知症の基本的症状で，短期記憶の障害，日常の意志決定を行うための認知能力の低下，自分の意志の伝達能力の低下を指します．周辺症状は，すでに述べた認知症の行動と心理症状（BPSD）とほぼ同じ内容です．患者さんの家族に要介護度がどのくらいになるか質問されることがありますが，主治医が予想することはできません．しかし，私が記載した主治医意見書の中の「認知症高齢者の日常生活自立度」（表3-1）の判定と，介護認定審査会で決まった要介護度の間にはおおよその相関があります．外来に来られている認知症の人たちは自立度ⅡかⅢが多いのでその例をみてみましょう．

　自立度Ⅱbは，金銭管理，1人での買い物，交通機関を使っての外出，炊事，服薬管理などは無理ですが，基本的な日常生活動作（ADL）で

ある着脱衣，摂食，排泄が自立している人たちです。この人たちは，要介護度1を中心に，要支援2から要介護2の間にありますが，認知症の中核症状と周辺症状および移動能力（寝たきり度）の判定（表3-2）などが考慮されながら，要介護度が決まっています。とくに，妄想，介護への抵抗，徘徊などの周辺症状を伴うときと，移動能力の低いとき（片麻痺やパーキンソン症状）に要介護度が上がっています。

自立度Ⅲは，着脱衣，摂食，排泄を1人では上手にできない，あるいは非常に時間がかかる，すなわち基本的な日常生活動作（ADL）に介助を要するようになった人たちです。要介護2を中心に，要介護1～3の間が多いです。この段階まで進むと，不安，焦燥の症状を持つことも多く，なんらかの周辺症状，とくに介護への抵抗や攻撃的行動を伴いやすいので，その場合は要介護度が上がっています。

アルツハイマー病を早期に診断して，早期から地域の介護予防活動に加わってもらい，進行を止めるという観点からは，自立度Ⅰの人たちを外来で支えてゆくことが大事ですが，現実には自立度Ⅰの人はほとんどいません。

「特記すべき事項」に医療・介護上の問題点を

介護保険によるサービスをどのように利用するのがもっとも有効かは，患者さんによって異なります。主治医意見書は患者さんの心身の状態を全体的にチェックできるように構成されていますが，各項目のチェックだけでは患者さんが持つ問題が必ずしもはっきりしません。そこで，最終項目の「5.特記すべき事項」に，どのような医療上，介護上の問題を抱えているかを簡潔に記すようにしています。これらに記載は，介護認定審査会にとっても，またその患者さんを担当するケアマネジャーにとっても，貴重な情報になると思うからです。なお，認知症についての第1回の主治医意見書作成時には，以下のことを記載するよう心がけています（116ページ）。

表 3-1　認知症高齢者の日常生活自立度の判定基準

ランク	判定基準	みられる症状・行動の例
I	なんらかの認知症を有するが，日常生活は家庭内および社会的にほぼ自立している。	
II	日常生活に支障をきたすような症状・行動や意思疎通の困難さが多少みられても，誰かが注意していれば自立できる。	
IIa	家庭の外で，上記Ⅱの症状がみられる。	たびたび道に迷うとか，買物や事務，金銭管理など，それまでできたことにミスが目立つなど
IIb	家庭内でも，上記Ⅱの症状がみられる。	服薬管理ができない，電話の応対や訪問者との対応など，1人で留守番ができないなど
III	日常生活に支障をきたすような症状・行動や意思疎通の困難さがみられ，介護を必要とする。	
IIIa	日中を中心として上記Ⅲの状態がみられる。	着替え，食事，排便，排尿が上手にできない，時間がかかる。やたらに物を口に入れる，物を拾い集める，徘徊，失禁，大声，奇声をあげる，火の不始末，不潔行為，性的異常行為など

（次ページに続く）

表 3-1 （続き）

ランク	判定基準	みられる症状・行動の例
Ⅲb	夜間を中心として上記Ⅲの状態がみられる。	ランクⅢaに同じ
Ⅳ	日常生活に支障をきたすような症状・行動や意思疎通の困難が頻繁にみられ，常に介護を必要とする。	ランクⅢに同じ
M	著しい精神症状や周辺症状あるいは重篤な身体疾患がみられ，専門医療を必要とする。	せん妄，妄想，興奮，自傷，他傷などの精神症状や，それに起因する周辺症状が継続する状態など

表 3-2 障害高齢者の日常生活自立度（寝たきり度）の判定基準

J	なんらかの障害などを有するが，日常生活はほぼ自立しており，独力で外出する 　1．交通機関などを利用して外出 　2．隣近所ならば外出
A	屋内の生活はおおむね自立しているが，介助なしには外出しない 　1．介助により外出し，日中はほとんどベッドから離れて生活 　2．外出の頻度が少なく，日中も寝たり起きたりの生活
B	屋内の生活はなんらかの介助を要し，日中もベッド上での生活が主体だが，坐位を保つ 　1．車いすに移乗し，食事，排泄はベッドから離れて行う 　2．介助により車いすに移乗
C	1日中ベッド上で過ごし，排泄，食事，着替えにおいて介助を要する 　1．自力で寝返りをうつ 　2．自力では寝返りも打たない

①認知症の原因となっている疾患と認知症の重症度を記す：たとえば，アルツハイマー型認知症の「中等度（FAST 5）」あるいは「やや重度（FAST 6）」とまとめ，神経症状（片麻痺やパーキンソン症状）があれば加えます。

②介護上もっとも大事な問題点を指摘する：たとえば，a．日常生活動作（ADL）の低下が著しく，とくに排泄の失敗が多い，b．精神症状（妄想など）や焦燥が目立ち，介護への強い抵抗に困っている，c．アパシー（無気力，無関心）が目立ち，1日中テレビを眺めているだけであり，なんとかもう少し活発な生活をさせたい，d．せん妄を起こしやすい，などです。

③介護者側が持つ問題も記す：たとえば，a．1人暮らしであり，身内に介護に協力する人はいない，b．配偶者と暮らしているが，配偶者も身体的あるいは認知面で問題があり，介護者としての役割を果たしにくい，c．子どもたちと同居しているが，協力を求めにくい事情を抱えている，などです。

④最後に，以上の問題を考慮しながら，どのような介護サービスが適切であるかについても意見を述べるようにしています。

3．ケアマネジャーとケアプランの作成

要介護度が決まったら，居宅介護支援事業所にいる介護支援専門員（ケアマネジャー）を決めます。

ケアマネジャーがアセスメントを行う

ケアマネジャーは，1人1人の利用者がどのようなサービスを必要としているかの調査，すなわちアセスメントを行います。そうして，要介護度によって決められた範囲内で，本人と家族の希望に合わせてサービスメニューを組み立て，ケアプランを作り，サービス利用のための手続きや予約をします。なお，要支援1，2については，介護予防の項（136

ページ）で述べます。

　介護保険による福祉サービスは非常に多様です。訪問介護，デイケア，デイサービスといっても，一般の人が初めて聞いたとき，すぐにはイメージできません。また，医療では診療所と病院に全てのサービスが集中しているのに較べ，福祉では広い地域に各種の事業所があり，1カ所に集中しておりません。そのため，一般の人が自分で調べて，このような多様なサービスを利用するのは困難です。そこで，介護保険では，専門的知識と経験を持つケアマネジャーが利用者の希望を聞きながら，そのニーズに対応するサービスを適切に組み合わせるケアプランを立てます。優秀なケアマネジャーが関与してくれるかどうかで，サービスの内容が随分違うものです。もっとも，優秀なケアマネジャーをどのように探すかについてよい意見があるわけではありません。所属する施設の評判を聞いて，その施設に所属するケアマネジャーと契約するのが無難です。

介護サービスには多くの種類がある

　介護保険によって提供されるサービスには，在宅介護サービスと施設介護サービスがあります。在宅介護サービスとして，訪問介護（ホームヘルプ），訪問入浴介護，訪問リハビリ，訪問看護など介護をする人が利用者の家に訪問して行うサービスと，デイサービス，デイケア，ショートステイ（病院，老人保健施設，特別養護老人ホームでの短期滞在）のように，在宅介護を受けている高齢者が施設に行って受けるサービスとがあります。サービス全体については，表3-3を参照してください。

　デイサービス（通所介護）は通所介護施設で，体操，ゲーム，歌，習字，絵画などの活動と，食事，入浴などの日常生活上のための支援を日帰りで行います。デイケア（通所リハビリテーション）は，老人保健施設や医療機関などで，同様の活動と食事，入浴などの日常生活上のため

表3-3 介護保険で利用できるサービス

介護給付におけるサービス （要介護1〜5）	予防給付におけるサービス （要支援1〜2）
在宅サービス	
通所サービス	
通所介護（デイサービス） 通所リハビリテーション（デイケア）	介護予防通所介護 介護予防通所リハビリテーション
訪問サービス	
訪問介護（ホームヘルプ） 訪問入浴介護 訪問リハビリテーション 訪問看護 居宅療養管理指導	介護予防訪問介護 介護予防訪問入浴介護 介護予防訪問リハビリテーション 介護予防訪問看護 介護予防居宅療養管理指導
居宅での生活を助ける	
福祉用具貸与 特定福祉用具販売 住宅改修費支給	介護予防福祉用具貸与 特定介護予防福祉用具販売 介護予防住宅改修費支給
短期間入所	
短期入所生活介護（ショートステイ） 短期入所療養介護（ショートステイ）	介護予防短期入所生活介護 介護予防短期入所療養介護
有料老人ホームなどの入居者へのサービス	
特定施設入居者生活介護	介護予防特定施設入居者生活介護
施設サービス	
介護老人福祉施設 介護老人保健施設 介護療養型医療施設	
地域密着型サービス	
小規模多機能型居宅介護 夜間対応型訪問介護 認知症対応型通所介護 認知症対応型共同生活介護 　（グループホーム） 地域密着型介護老人福祉施設入所者 　生活介護 地域密着型特定施設入居者生活介護	介護予防小規模多機能型居宅介護 介護予防認知症対応型通所介護 介護予防認知症対応型共同生活介護 （要支援2のみ）

のリハビリテーションを日帰りで行います。デイサービスは日常の生活援助が主で，デイケアでは専従の理学療法士もおり，リハビリテーション活動も行っていますが，両者の活動はそれほど大きな差はありません。

施設介護サービスは，介護療養型医療施設（病院），介護老人保健施設（老人保健施設），介護老人福祉施設（特別養護老人ホーム）などの施設内で，長期間介護を受けられるサービスです。有料老人ホーム，グループホーム，ケアハウスなどは，入居は私費ですが，これらの施設内で利用する介護サービスは，介護保険の対象となります。

この他，通院用などの介護タクシー，介護のための自宅改築，介護ベッドなど福祉用具の貸与や購入費支給などのサービスがあります。

ここで，ケアマネジャーによりどのようなケアプランが作られるか，要介護1, 2, 3の具体的な例を紹介します。

症例：Mさん，要介護1

　Mさんはアルツハイマー病の男性患者さんです。6年前からもの忘れが始まりました。その頃奥さんを失い，以後1人暮らしです。息子さんとその家族は電車で1時間ほどの所に住んでおり，ときどきMさんを訪ねて来ます。現在の問題は，自分では炊事ができないため外食がほとんどなのですが，いつも脂肪分の多い同じようなものを食べ，野菜の摂取が少なく，栄養の偏りが目立つことです。そのため，最近急に体重が増してきました。もう1つは，預金通帳や印鑑など貴重なものをしまい忘れること，訪問販売員の話に簡単に乗り，不必要な出費を何度か繰り返したことです。

　寝たきり度J2, 日常生活自立度IIb。特別の周辺症状はありません。要介護1でした。

ケアマネジャーは息子さんとその家族と相談し，次のように決めました。まず，息子さんとその家族は日曜日ごとにMさんを訪ね，その日は一緒に食事をし，1週間分の食材などの買い物を行うこと。そして預金通帳は息子さんが預かることにしました。

　訪問介護：1週間に3回，夕方1時間半，その間に夕食を作り，食事の見守りと服薬管理を行う。また，週に2回デイサービスに通い，その際入浴サービスも受ける。

　Mさんは生活が規則的になり，人との付き合いも増したため，精神的にも安定し，体重は次第に元に戻り，訪問販売もうまく断れるようになりました。

症例：Nさん，要介護2

　Nさんはアルツハイマー病の女性患者さんです。8年前からもの忘れが始まり，漸次進行し，現在は理解力，判断力も低下，認知症の段階はFAST 5「中等度」から一部FAST 6「やや重度」の段階にかかっています。

　活力がなく，家事をほとんどしようとしません。テレビを観ていることが多いですが，理解しているとは思えません。着替えのとき，ご主人が見守り，適宜介助することが必要ですし，入浴を嫌がるため説得に時間がかかり，介助が必要です。ご主人は，献身的に介護し，介護サービスを利用することを好みませんでした。本人がデイサービスを嫌がるな

ら行かせる必要はない，僕が看る，と言っておりました．ところが，ご主人が病気のため数日間入院を余儀なくされ，その間娘さんが介護したところ，Nさんはご主人が側にいないことに不安が募り，何度説得しても，夕方から落ち着かず，ご主人を捜し回ります．ご主人は退院後もしばしば病院に通院しなければならないため，介護の仕方を考え直し，要介護申請をしました．Nさんがデイケアなどを利用し，ご主人以外の人たちとも付き合えるようになること，ときには自宅以外で夜を過ごすことに慣れることが目的です．

　寝たきり度A1，日常生活自立度Ⅲaで，夕方から，ときどき，不安と焦燥があります．要介護2でした．

　デイケア：週3回，そのとき入浴サービスを受ける．長い間外出が少なかったため，下肢の筋力も低下しており，歩行訓練も受ける．月に2泊3日のショートステイを試みる．

　Nさんは初めデイケアへ通うことに抵抗していましたが，ケアマネジャーに説得され，またデイケアで優しくされたことで気をよくし，だんだんと嫌がらずに通うことになりました．ショートステイも，初めは夕方になると帰宅願望が強かったものの，デイケアと同じ施設であり，顔見知りの介護士も多いので，最近は夕方も落ち着いています．

症例：Oさん，要介護3

　Oさんはレビー小体型認知症の女性患者さんです．5年前から，もの

忘れとともに幻視がみられ，あたかもそこに人あるいは子どもたちがいるかのように話しかけるようになりました．その1年後からは，歩行が緩慢で，さらに小刻み歩行が目立ってきました．介護上もっとも困っているのは，その日，そのときによって症状が非常に変わることです．比較的しっかりし，まともな対応で，ときには介護している娘さんを叱ったりしたかと思うと，夕方から混乱し，娘さんを認知できず，言うことは支離滅裂になります．何を思ったか急に外へ出て，迷子になったことがあります．また，庭に出て排泄するといった思わぬ行動もします．Oさんに注意すると，私がそんなことするはずがないといって非常に怒ります．娘さんは仕事をしており，Oさんを1人で家に置いておくのが難しい状態になりました．

　寝たきり度A1，日常生活自立度Ⅲaで，周辺症状として幻視が目立ち，その他の精神神経症状として夕方からの不安・不穏，ときにせん妄状態がみられます．要介護3でした．

　訪問介護：週5回，毎日12時～12時半（トイレ誘導，食事見守り）と16時半～19時（食事の支度，見守り，トイレ誘導，週1回の入浴介助，居室の掃除）に行う．また，通所介護を週1回試みる．

　日曜日と毎日19時以降は娘さんが介護していましたが，Oさんの混乱状態は強くなっており，午後外出してしまうことが増したため，15時半～16時半は自費でホームヘルプを依頼するようになりました．
　病状が進行し，ほとんど目が離せない状態，すなわち日常生活自立度はⅣのレベルに達したので，区分変更の申請を行いました．現在，要介護4となりましたが，在宅介護の限界と考え，施設入所を検討しています．

4. デイサービス・デイケア

　認知症がまだ初期段階で，地域の福祉センターなどで人とのつながりがあり，活発な日常生活を送っている場合は，介護保険のサービスを受ける必要はありません。しかし，病気が進行し，社会との接触を嫌って家に閉じこもるようになり，日常生活に影響が及んだ段階では，要介護認定の申請を勧めます。デイサービスやデイケアを利用することは，患者さんにとっては社会と接する機会であり，介護者にとっては，その間に自分の用事を済ませ，また休息をとることができます。介護は極端な場合，年中無休の重労働です。休まる間がなく，心身ともに疲れ果てては，よい介護はできません。家族が限界に達したからデイサービスを考えるというのではなく，できるだけ早く利用を開始することが必要です。

デイサービスの利用を説得する

　患者さんがデイサービスを嫌がることも少なくありません。デイサービスへの通所の話を出したとき，「家でぼんやりしているより，そういうところへ行って，皆とお喋りするのもいい」と言う人もいますが，しばしば強い抵抗にも遭います。「あんなところ，ぼけた人の行くところだ」とか，自分もそれなりの年齢なのですが，「あれは年寄りの行くところ，俺はまだそんな年寄りじゃない」などと言って抵抗します。そのような患者さんは，介護者，とくに配偶者に対してわがままいっぱいに振る舞っていることも多く，ときには被害的になっていることもあります。「（自分は）認知症ではないからそんなところに行く必要はない」と主張しますが，むしろ他人と語り合い，一緒にゲームを楽しむという，他人との付き合いに不安を感じているのです。社会性が低下しています。そういう人たちにこそ，デイサービスでの生活は治療的意味を持っています。

　デイサービスに行くようなんとか説得し，1, 2回行き出すと，介護

福祉士やすでにその場に慣れている利用者さんたちと接している間に気持ちが変わる人も少なくありません。こういうところならば行ってもいい，と喜んであるいは日常生活の1つと割り切って通所を始める人も多いです。

多様なプログラムが必要

　デイサービスには，認知症の患者さんを対象としたものと，認知症以外の人が対象となるものがあります。認知症の患者さんを対象とするデイサービスは一般的に病気の進行した患者さんの参加が多く，プログラムも彼らに合わせて単純なものになる傾向があります。ときには，患者さんの「行きたくない」という気持ちもわかります。ですから，まだ比較的初期の認知症の患者さんの場合は，認知症でない人たちを対象としたプログラムがあれば，そちらに参加するのがよいと思います。家族が実際に訪ねてみて，プログラムの内容やケアの雰囲気を調べて決めるのがよいでしょう。施設側にも，多様な患者さんに合うように，多様なプログラムを用意してほしいものです。

　デイサービスの場によっては，なかなか楽しめるプログラムを提供しているところも増えています。何人かの患者さんは，私の外来に来られるとき，ときどき作品を持ってきてくれますが，陶芸（花瓶や皿など）や工作（木目込みの独楽，紙人形など）などなかなか凝ったものも作って楽しんでいる人もいます。デイサービスに適応し，週3日くらい通所するようになると，精神的にも落ち着いてきます。そして，自宅で比較的穏やかな生活をしていると，認知症の進行も比較的緩やかになります。ただ，その間も，介護者の「もの忘れはやはり進みましたね。このもの忘れなんとかなりませんか」という嘆きは続きますが。

ショートステイ

　ショートステイは，介護老人福祉施設や介護老人保健施設におい

て、1泊から1週間程度泊まりがけで患者さんを預かるサービスです。ショートステイも適宜試みることを勧めています。1つは介護者の休息のためですが、もう1つ理由があります。介護者が配偶者であると、年齢的にも病気で入院しなければならない事態に遭遇することはまれではありません。急に健康を害し、数日寝込むとか、短期間の検査入院が必要になったという事態は少なくありません。長期の入院を要することもありますし、中には急に亡くなった場合もありました。そのときになって、急に患者さんを施設に預けるといっても、必ずしもうまくはいきません。患者さんは事態を理解できず、あるいは説明を聞いて一度は納得してもすぐ忘れるため、なぜ自分が見知らぬところにいるのかわからず、パニック状態になりやすいのです。そのような事態を想定して、早めにショートステイを試み、あらかじめショートステイに慣れていたほうがよいと思います。

　ショートステイを少し早めに試みるといっても、問題はあります。認知症の患者さんにとって、環境が急に変わり、見知らぬ人に介護されるのは大きな心理的ストレスになります。ときに混乱状態になり、とくに、夕方から不安が高じてきて、自宅に帰りたがる傾向があります。1泊のショートステイから始めて、同じ施設で少しずつ日数を伸ばしながら慣れる必要があります。

　なお、ショートステイを利用すると、患者さんがかえって無気力になってしまうので行かせたくないという家族の声もあることは知っておいたほうがよいでしょう。デイサービスでは、毎日のプログラムが予定されており、誰もがそのプログラムに沿ってなんらかの活動に参加できるようになっています。ところが、それぞれの施設により異なりますが、同じ施設でもデイサービスに較べ、入所部門では一般に活動は盛んでないように思います。介護老人保健施設などの入所者の要介護度は、デイサービス利用者の要介護度より1段階は高いのが普通です。そのため、活動が低調になりやすいのでしょう。また、焦燥などの行動の問題

や精神症状の強い人も多く，そういった入所者に介護の手を取られるということもあって，全体の活動を高めるのが難しいこともあるようです。一方，自宅と違って，自分でちょっとした家事や用事をするという場面がなく，全てを介護士にしてもらうという受け身の生活になりやすくなります。そのため，1週間ショートステイをしたところ，活動レベルが低下し，帰宅したとき無気力さが目立つということがあるようです。

デイサービスで慣れた施設でのショートステイであれば，患者さんも家族も職員もお互いがよくわかっていて安心でしょう。ショートステイが患者さんにとっても意味があるようにするには，ショートステイ中にどういう生活をしてもらうのか，意思の疎通を図ることが大事です。もし，慣れた施設でのショートステイが難しければ，家族が適切なところを実際に見学して決めたほうがよいと思います。

❖コラム❖　日常生活自立支援事業（旧・地域福祉権利擁護事業）

　介護保険サービスなどの福祉サービスを利用するには，サービスを必要としている人が自分で市役所などに申し込みをし，適切なサービス利用の契約を結ばなければなりません。しかし，認知症，知的障害，精神障害などのため，判断能力が不十分な人は，このような手続きや契約をすることが，1人では難しい場合があります。このような人たちを支援する仕組みとして，「日常生活自立支援事業（旧・地域福祉権利擁護事業）」があります。この事業のサービスを受けるには，利用したい人が自分の住む地域の「社会福祉協議会」との契約が必要です。そのため，利用者本人は契約を結ぶ意思があり，その内容をおおむね理解できることが条件になります。

　認知症の患者さんの場合，サービスの内容は以下のようなものがあり

ます。
　①**介護保険サービスの利用援助**：情報提供と助言，利用する際の手続き，利用料の支払い手続きなど。
　②**日常的な金銭管理サービス**：年金などの受領に必要な手続き，日常生活に必要な預金の払い戻し，預け入れ，解約の手続きなど。
　③**書類などの預かりサービス**：年金証書，預金通帳，権利証など。
　それほど資産のない1人暮らしの高齢者あるいは高齢のご夫婦だけの世帯にとって，大事な預金通帳を預かる，必要な全額を銀行からおろす，介護保険サービスの利用を手伝う，などのサービスは，日常生活を送る上で便利な制度です。

II．成年後見制度

　成年後見制度は，知的障害，精神障害，認知症などの精神上の障害により，判断能力が十分でない人が社会で不利益を被らないように，家庭裁判所に申請をして，その人を援助する人をつける制度です。たとえば，1人暮らしの高齢者が悪質な訪問販売員にだまされ，高額な品物を買わされてしまったなどというニュースを最近よく耳にします。そのような場合，成年後見制度を上手に利用することにより被害を予防できる場合もあります。これまでは，そのような人のために，「禁治産」，「準禁治産」と呼ばれる制度がありました。しかし，この制度は，彼らの財産と人権を守るというより，一家の財産，とくに相続人の利益を守るという色彩が強く，また，禁治産の宣告を受けると戸籍に記載されるなどの問題がありました。そこで，介護保険制度の開始とともに施行された新しい成年後見制度では，これが改められました。判断能力が不十分な

人に，必要な保護を与えながら，地域でできるだけ自立した通常の生活ができるよう支援することを目的とするものになりました。

　成年後見制度には，家庭裁判所の審判によって決定される法定後見制度と，自分の意思で契約を結ぶ任意後見制度の2つがあります。任意後見制度は本人の判断力が衰える前から利用でき，法定後見は判断力が衰えてから利用します。

1. 法定後見制度

　法定後見制度は，さらに後見，保佐，補助の3つに分かれ，本人の判断能力の程度によって決まります。ここでは認知症の患者さんの場合について述べましょう。

後見・保佐・補助

　後見：自分の財産の管理処分などの法律行為を，たとえ援助があっても，自分で判断することができない重度認知症の患者さん，すなわちほとんど判断できない人が対象です。後見人は本人の財産に関するすべての法律行為を代わりに行うことができます。

　保佐：自分の財産の管理処分などの法律行為を行う際，常に援助が必要な中等度認知症の患者さん，すなわち判断能力が著しく不十分な人が対象です。保佐人は家庭裁判所が定めた特定の法律行為を代わりに行うことができます。

　補助：大体のことは自分で判断できますが，自分の財産の管理処分などの難しい事項については援助してもらわねばならない軽度認知症の患者さん，すなわち判断能力が不十分な人が対象です。補助人は特定の法律行為について代わりに行うことができます。

法定後見制度の手続き

　法定後見は，家庭裁判所への申し立てから始まります。申請が受理さ

れると，家庭裁判所の調査官が本人や関係者に面会して，本人の状況を調べます。後見と保佐の場合には，本人の判断力について精神鑑定が行われ，一般には，本人の認知症について診療している医師に鑑定依頼がなされます。補助の場合は，鑑定をしないで審査されることが多いようです。これらに基づいて，家庭裁判所は，後見，保佐，補助のいずれになるかの判断を行い，後見人，保佐人，補助人（三者を合わせて公的後見人と呼びます）を誰にするかを決めます。

なお，家庭裁判所は，公的後見人が本当に被後見者の利益のために働いているかどうかを調べるため，年ごとに資産の状況を調査し，問題があれば公的後見人監督人を指名して後見業務を監督させます。

私の鑑定した例を少し修正して，その要約を以下に紹介します。

症例：Pさん，女性

Pさんは23歳のときに結婚し，2人の子どもを育てながら40年以上暮らしており，子どもが独立した後は，ご主人と2人で落ち着いた生活を続けていました。10年前にご主人が心筋梗塞で亡くなりましたが，ご主人がある程度の資産を遺してくれていたので，経済的には心配ありません。近所には多くの友人がいたので，地域の刺繍や俳句の会に参加しながら，割合幸せな生活を続けていました。

しかし，6年前頃からもの忘れがみられるようになり，地域の会の日付・時間を間違えたり，娘さんとの待ち合わせを忘れたりするようになってきました。そのため，別の市に住む息子さんとその奥さん，および他県に住む娘さんが交代でPさんを訪ねるようにしました。

3年前からは，日常的な買い物も間違えるようになり，冷蔵庫には同じものがいくつも入り，奥には賞味期限の切れたものも多く，ときには

腐りかけたものも入っています。着るものも，以前はセンスのよい服装をしていたのに，季節に合わない服装をし，暑い日にも厚着をして，汗をかいても平気でいます。娘さんと外で食事をした帰り，娘さんと別れて帰宅する途中，慣れた道であるにもかかわらず迷ってしまい，夜遅くにやっと家に着いたことがあります。

息子さんがPさんの生活をよく観察してみますと，食生活がいい加減で，炊事をほとんどしません。毎日同じようなものばかり買ってきて食べています。元来きれい好きの人であったのに，整理ができず，掃除をしないため部屋が随分汚れています。地域の趣味の会に出席することも少なくなり，テレビをなんとなく観ていることが多くなりました。入浴を嫌がり，せいぜい1週間に1回入る程度で，しかもきちんとは洗っていません。そこで，生活全体を立て直すため，介護保険の要介護認定を申請しました。要介護1と認定され，とりあえず，デイサービスと訪問介護を計画しました。

息子さんは，Pさんが近いうちに1人で生活するのは無理になると考え，施設入所かあるいは自分が一緒に住むしかないと考えました。息子さんの家族もPさんと一緒に住み，いずれ施設入所せざるをえなくなるかもしれないが，それまでは介護しようということになりました。

しかし，息子さんはマンション暮らしで，Pさんを引き取ることができません。そこで息子さんは，Pさんの所有する土地の一部を売却し，古くなった家を改築して，Pさんと息子さん家族が一緒に住むのがもっともよいと考え，成年後見の申し立てを申請しました。

私が鑑定書を依頼され，Pさんの病気の経過，生活の状況および現在の心身の状態を詳しく調べ，また脳の画像検査と知能検査も行い，鑑定書を作成しました。鑑定主文は次の通りです。

①アルツハイマー型認知症に罹患し、やや重度の認知機能低下を示す。
②自己の財産を管理・処分する能力を持たない。
③回復の可能性は極めて低い。

　最高裁判所事務総局家庭局から出されている『新しい成年後見制度における鑑定書作成の手引き』によると、後見の対象者の能力は、「日常的に必要な買い物も自分ではできず、誰かに代わってもらう必要がある程度の者」とされています。これを認知症の段階付けであるFASTと対照してみますと、FAST 5〜7、すなわち中等度とそれより重度のアルツハイマー型認知症に相当します。PさんはFAST 5の後半から一部FAST 6にかかっていましたので、後見の対象に相当すると考えられます。一方、保佐の対象者は、「日常的に必要な買い物程度は単独でできますが、不動産、自動車の売買や自宅の増改築、金銭の貸し借りなど重要な財産行為は自分ではできないという程度の判断能力の者」のことです。認知症の段階づけと対照しますと、軽度のアルツハイマー型認知症（FAST 4）が主な対象になると思われます。

2．任意後見制度

　本人の判断能力が十分なうちに、前もって任意後見契約により代理人を決めておく制度です。法定後見制度と違って、任意後見制度では、自分で任意後見人と委任する契約内容を決めることができます。したがって、任意後見制度を利用するためには、まだ、判断能力がある間に契約を結ぶ必要があります。たとえば、自分がもしも重度認知症になり、自分で資産を管理する能力がなくなった場合、自分の財産をどのように使い、どのような介護を受けたいか、などについて決めておきたいという場合などに使います。

任意後見契約は，本人と，将来任意後見人になってくれる予定の人が契約を結んで成立しますが，必ず，公正証書を作って正式の契約にしなければなりません。また，この契約が発効するのは，本人，家族，または任意後見人予定者などが家庭裁判所に申請して，任意後見人監督人が決まったときからです。

　なお，成年後見制度については，地域の権利擁護センター，弁護士会や司法書士会などに相談すると，詳しい情報が得られます。日本司法書士合連合会は，後見制度をバックアップするための『社団法人成年後見センター・リーガルサポート』（http://www.legal-support.or.jp/）という専門の組織を全国的に立ち上げ，合計50の支部を設置し，それぞれの地域の実情を反映した活動を行っています。

Ⅲ．認知症医療・福祉の地域ネットワーク

　認知症の患者さんが地域社会の中で安心して暮らしてゆくためには，医療と福祉の両面から支える必要があります。専門の医療施設で検査を受け，認知症と診断されても，その病院に通院するだけで問題が解決するわけではありません。認知症専門外来を受診している患者さんの家族は，診断と必要な薬剤の処方だけでなく，日常生活の指導や介護の相談も専門医に求めます。そのため，受診後できるだけ早い時期に，介護保険についておおよその説明をし，地域包括支援センターか居宅介護支援事業所のケアマネジャーにつながるようにします。福祉サービスは非常に多岐にわたるため，初めのうちは家族が福祉サービスのイメージを持つのは容易ではありません。経験豊かなケアマネジャーに相談することが大事です。

　認知症がまだ比較的初期の患者さんで，人との付き合いに支障がない場合は，割合順調に介護サービスにつながってゆきます。そうして，何年もの間，安定した生活を続けている人が少なくありません。一方，患

者さんの中には，すでに症状が進み，家に閉じこもり，人との付き合いを嫌がるようになっている人も少なくありません．その場合，デイサービスに通うようになるまで，家族やケアマネジャーの働きかけが必要になります．認知症の行動と心理症状（BPSD）の目立つ場合は，その治療を行いながら介護サービスを利用します．運動麻痺を伴う血管性認知症やパーキンソン症状群を伴うレビー小体型認知症ではリハビリテーション施設との連絡も必要になります．身体疾患を伴っている場合は，かかりつけ医と連絡を取りながらの医療・介護になります．

　このように，認知症の医療と福祉には，多くの医療機関と福祉サービス機関との連携が必要です．認知症の専門医療機関ないしは専門医，地域医師会，かかりつけ医，ケアマネジャー，行政，そして地域包括支援センターが連携ネットワークを組む必要があります．身近な人が認知症の疑いがあると感じたとき，まず相談に行く場所としては地域包括支援センターとかかりつけ医でしょう．そうして，その紹介によって認知症専門医につながれば，あるレベルの医療は行われるはずです．そこで，地域包括支援センターが果たすべき役割，および認知症専門医の現状について述べることにしましょう．

1．地域包括支援センター

　地域包括支援センターは2006年の介護保険法改正の際，各地に作られることになった組織で，高齢者の生活を支援する総合窓口の役割を担っています．運営主体は市町村ですが，在宅介護支援センターの運営法人（社会福祉法人，医療法人）など，市町村から委託を受けた法人もあります．人口2万〜3万人あたりに1カ所設置されることになっています．センターには，主任ケアマネジャー，保健師，社会福祉士が必ず配置され，チームプレイで仕事をし，センターの外の医師，看護師，ケアマネジャー，介護サービス提供事業者などとも連携しながら，次のような事業を行っています．

高齢者の総合相談・支援

地域の高齢者の総合相談窓口として，高齢者や家族などから介護や医療についての相談を受けます。住み慣れた地域で安心してその人らしい生活を継続していくことができるようにするためには，どのような支援が必要かを把握し，できうる限りの情報を提供し，地域における医療・福祉の各種サービスが適切に受けられるよう必要な援助を行います。介護保険の要介護認定の申請もここで受け，市に送ることが可能です。現在のところ，実際に受けている相談の内容は，介護保険利用など保健福祉サービスに関する相談がほとんどです。

高齢者の権利擁護，虐待の相談と予防

認知症などが進行し，さまざまな契約行為や財産管理ができなくなったとき，その人が成年後見制度を活用できるように支援します。後見制度の相談があったとき，実際には地域の権利擁護センターなどにつないでいるようです。

皆さんは「老人虐待」という言葉を聞いたことがあるでしょう。虐待という言葉からは暴力的なイメージを受けますが，その意味はもっと広く，不適切な扱い，誤った扱いを意味し，そのことによって高齢者の心や身体に深い傷を負わせるものです。具体的には次のような形で行われます。

①**身体的虐待**：殴る，蹴る，つねるなど身体的に痛みや傷害をもたらすような力を意図的に用いることです。

②**性的虐待**：合意のないあらゆる種類の性的接触のことです。

③**心理的虐待**：言葉や行動で精神的苦痛を与えることです。脅したり，傷つけたりするような言葉を投げつけることだけでなく，わざと高齢者を無視することで疎外感を抱かせるようなことも含まれます。

④**ネグレクト**：高齢者に対して行うべきこと（主に介護）を拒否したり，十分に行わない状態です。

⑤**経済的，物質的虐待**：高齢者の所持する資産を不法あるいは不適切に使用することで，たとえば，高齢者の貯金や年金，土地家屋を承諾のないまま使ってしまったり名義を書き換えてしまったりすることです。

　虐待はまれなことでなく，いつでも起きる可能性があります。実際に起きている例をみますと，多くの複雑な要因が絡み合っており，必ずしも誰が悪いと簡単には決めつけられません。虐待される高齢者に心身の障害がある場合，虐待される高齢者が家族や社会の中で孤立している場合，介護者（虐待する人）のストレスが高い場合，虐待する人が精神的，性格的な偏りのある場合などが重なると，虐待の起こる可能性が高いといわれています。実際に経験した例を述べます。

　患者さんは，発症してからすでに7年以上経たやや重度の段階にあるアルツハイマー病の女性です。「ここは私の家じゃないから帰る」と言って，夕方になると外へ出ようとし，また排泄の問題もあり，介護している息子さんとトラブルを繰り返していました。要介護4でしたが，患者さん自身がデイサービスを嫌がることと，息子さんが「本人が嫌がるのに押しつけることもない」と言うので，介護サービスは有効に使われていません。看護師が定期的に訪問し様子を見ているだけでした。あるとき，患者さんの顔や身体に痣があり，殴られた形跡があると報告があったため，ケアマネジャーは息子さんを説得し，患者さん，息子さん，ケアマネジャーの3人で外来に来ました。夕方，患者さんが「帰る」と言って外に出ようとするとき，止めようとして取っ組み合いになることが日常的で，その際殴ってしまうことが頻繁にあったようです。患者さんは，数年前ゴミ出しの日を巡って近所の人とトラブルを繰り返しており，相当な頑固者です。息子さんは気の弱い人で患者さんを説得することができず，徘徊と不潔行為に相当なストレスを抱えていました。そこで，要介護4を有効に使うことにし，まずショートステイを試み，息子さんのストレスを軽減し，次いでデイサービスとショートステイを繰り返し，解決に向かっています。

このように，虐待による被害者は認知症の患者さんが約6割を占め，虐待する人は息子がもっとも多く，次に嫁，配偶者の順であるといわれています。上記の例は，息子さんが基本的には優しい人であったので解決しましたが，もともと親子関係が悪く，長い期間憎しみ合っている場合は，解決は容易ではありません。2006年には高齢者虐待防止法が制定され，虐待の「おそれがある」と思われる段階で，地域包括支援センターへ通報できることになっており，早期の発見と対処が図られています。厚生労働省の資料によりますと，相談件数の約1％を占めるとありますが，地域でみていると多くはありません。まだ，表面に出にくい問題ではないかと思います。

介護予防ケアマネジメントと予防給付

元気な高齢者，やや虚弱な状態にある高齢者，要支援1，2と認定された人たちを対象に，介護予防事業などが実施されるように必要な支援を行います。改正介護保険制度の中でうたわれている「介護予防」という理念は必要とは思いますが，その背景には経済的問題があり，必ずしも積極的な事業にはみえません。要支援と要介護1の軽症の人が急増し，介護保険制度からの給付される費用が年々増大してきたため，一部を保険制度から切り離そうという意図です。この改正により，従来の要介護1が，要介護1と要支援2に分けられ，これまで要介護1であった人たちのうち，認知症の日常生活自立度がⅡ以上の人たちなどが要介護1に残り，その他の人たちは要支援2に区分されました。このことは，従来要介護1であった人のうち，かなりの人たちが介護サービスを受けにくくなったことを意味します。

要支援1あるいは2と判定されると，「介護予防」という枠組みの中でサービスが提供されます。これは「予防給付」と呼ばれています。また，要支援1，2ほど状態は悪くないけれども「生活機能が低下していて，介護が必要になる恐れがある高齢者」と判断された人を対象とした

サービスがあり，これは「特定高齢者の介護予防サービス」と呼ばれています。

①**要支援1，2の人たちへの介護予防ケアプランの作成・調整**：介護保険で要支援1，2と認定された人に対して，保健婦などによるアセスメントが行われ，利用者・家族とサービス担当者と検討しながら，介護予防のサービス利用や地域支援につなげるケアプランを作成し，サービス事業所などとの調整をしています。

②**特定高齢者への介護予防ケアプランの作成と介護予防事業**：特定高齢者とは，「基本チェックリスト」へのチェックと，医師の総合的な診断（生活機能検査など）で生活機能の低下が認められ，介護予防事業の取り組みが望ましいと判定された人たちです。身体の状態により，運動器の機能向上，栄養改善，口腔機能の改善などのプログラムは提供されています。特定高齢者は，各市町村における第1号被保険者のおおむね5％と推定されていますが，包括支援センターの相談に来るのは少数です。特定高齢者という概念が地域でまだよく理解されていないようです。

③**一般高齢者への介護予防支援**：老人クラブなどを対象に医師・保健師などによる健康教育や健康相談が行われています。

ネットワークの構築

地域包括支援センターの本来の目的は，行政機関，医療機関，地域の介護サービス利用者・家族，職能団体（医師会，看護協会，介護支援専門員協会，介護福祉士会など），民生委員などと連携し，地域の高齢者の医療と福祉のためのネットワークを構築することでしょう。現実には，主任ケアマネジャー，社会福祉士，保健師の3人で活動しており，相談業務と「予防介護ケアマネジメント」，すなわち，要支援1と要支援2を中心としたケアプランに多くの時間を取られています。今のままでは，地域ネットワーク作りの中心になる余力はないようです。しかし，東京都ではいくつかの地域で，医師会が中心になり，認知症医療・

福祉の連携ネットワーク作りが始まっています。地域包括支援センターは自治体直営による場合も，委託形態による場合も，きわめて公的な役割を負っており，地域の医療と介護施設がよりよいサービスを市民の提供する調整機能を持つ組織ですので，そのような地域連携ネットワークで重要な役割が求められております。

2. 地域における専門医の問題

　私の外来に通院している患者さんがどのような経過で受診したかを調べてみますと，インターネットで知った，ケアマネジャーから紹介された，かかりつけ医から紹介された，というきっかけが多いです。とくに，クリニックを始めた頃は，インターネットを通じての受診依頼が多く，患者さんの家族から，専門医を探すのに非常に苦労したと言われました。その多くは，すでに他の病院や医院に相談に行っているのですが，「診断が正しいか不安だ」，「通院しても薬を処方してくれるだけで，話を聞いてくれない」，「この先病気がどう進むのか，そのときどうしたらいいのかわからない」といった不安を訴える家族が多くいました。そうした事実から見えてくるのは，地域で認知症の専門医を探すことの困難さと，医療とともに始めるべき福祉面へのつながりが，患者さんと家族にはなかなか見えにくく，とまどっているということです。

認知症の専門医療

　認知症の人が地域で安心して生活してゆくためには，地域に認知症を専門とする医療の場と介護の場がしっかりしていることです。介護については，介護保険の下でシステムが築かれています。介護保険が抱える経済的問題や，重度認知症の予想される数に比し，入所施設が足りないなどの問題はあるにしても，システムは動いています。ところが，認知症に対する医療については非常に遅れています。認知症を早期に正確に診断し，その後地域で長くフォローするというシステムがなかなかでき

ません。

　認知症を早期に正確に診断する専門医療の場としては，1994年に国立精神・神経センター武蔵病院（現・国立精神・神経医療研究センター病院）に創設された「もの忘れ外来」が日本では最初です。外来の名称は一般の人になじみやすいように「もの忘れ外来」としましたが，内容的には，神経心理学的診断と画像診断を合わせた，医学的レベルの高いものでした。アメリカにおけるアルツハイマー病センターに相当する機能を目指していました。最近10年くらいの間に，非常に多くの大学病院や地域の医療施設にもの忘れ外来が作られています。大学病院のもの忘れ外来では認知症の正確な診断と，新しい診断法と治療法の開発が求められており，一方，地域のもの忘れ外来は認知症の患者さんを，介護関係の人たちと協力しながら長くフォローすることが求められています。

　しかし，もの忘れ外来などの認知症専門医療の場が実際に機能するのは，そこに認知症専門の医師がいることが必要です。その専門医がどのような状況にあるかについて述べましょう。

　認知症の専門医としてもっとも近づきやすいのは，日本老年精神医学会の専門医です。全員の名簿がインターネット上で公開されております。日本老年精神医学会は1986年に創設され，専門医制度は2000年に始まりました。専門医の勤務する医療機関は学会のホームページ（http://www.rounen.org/）で調べることができます。専門医の資格は，①7年以上の臨床経験を持つこと，②精神科，神経内科，老年科，内科，心療内科，脳神経外科，リハビリテーション科などの指定医か専門医の資格を持つこと，③老年精神医学の臨床に従事していること，など7つの要件を満たしていることです。そして，研修カリキュラム大綱には，老年期における疾病に関する知識と理解，老年期精神疾患における病態と対応に関する知識と理解，老年期精神疾患に対する総合評価と治療法の習得，高齢者のリハビリテーション・介護に関する知識と理解など12項目があります。ですから，認知症専門医として信頼できる医

師と考えられます。問題は、2008年の段階で、専門医数がまだ約800人にすぎないことです。

認知症の精神症状と身体の病気

　認知症の患者さんが地域で安心して生活していくためには、認知症専門医だけでなく、身体疾患を合併したとき、相談できる医師が近くにいることも大切です。認知症専門医のもっとも重要な役割は正確な診断とその後の生活指導ですが、病状が進み、問題行動や心理症状が著しくなったときの対応も役割の1つです。多くの場合は外来で対応できますが、それらの症状の著しいときは施設への入所か、ときには精神科への入院が必要になります。

　身体的疾患を合併したとき、どのように対応するかも大きい問題です。認知症の患者さんの大半は高齢者であり、年齢を考えれば当然、たいていはいくつかの身体疾患を持っています。転倒による骨折も多く、入院が必要になることもしばしばです。認知症が中等度以上に進行しているときは、入院の理由がわからず、あるいはそのときは納得してもすぐ忘れてしまうため、入院中に不安となり、夕方から落ち着かなくなる患者さんが少なくありません。せん妄を伴うことがあり、入院治療を断られたり、中断することも少なくありません。認知症であっても必要な身体的医療をしてもらうためには、まずかかりつけ医を決め、普段から何かと相談に乗ってもらえるようにしておくことです。そして、入院が必要になった場合、地域で受け入れてくれる病院をあらかじめ考えておく必要があります。

　現在の認知症患者数、近い将来の患者数がさらに非常に増大することを考えると、少しでも多くの専門医を育てる必要があります。2008年度から日本認知症学会でも専門医制度が始まりました。また、地域には認知症の臨床経験の深い内科医もいるはずです。その人たちに、認知症地域連携ネットワークの中で名前を挙げてもらい、認知症を診る医師の

層を厚くする必要があります．とくに，かかりつけ医が認知症医療に積極的に取り組む体制を作ることが，認知症の地域医療に必須のことでしょう．

3. 地域で認知症を予防するには

認知症をできるだけ初期に診断し，活発な生活を続けることにより，認知症の進行を遅らせることは可能です．その点からいえば，現在行われている「介護予防」というよりは，「認知症発症予防」という理念が必要です．しかし，そのためには地域における認知症医療を充実して，認知症初期を正確に捉え，その後彼らを医療と広い意味でのリハビリテーション活動につなげるという考え方が必要です．

診察を受けたがらないとき

実は，比較的軽度の認知症と思われる人たちの中には，病院に行くことすら嫌がる人が少なくありません．毎年自治体で行われる高齢者の特定健康診査には，普段から健康に心がけている健康な高齢者の受診率が高いようです．ところが，外来で診ていると，特定健康診査を受けない認知症の患者さんが少なくありません．健康に関心が低いのか，自治体から連絡を受けてもよく理解できないのか，手紙をすぐになくすのか，理由はいろいろあるでしょう．一番気になるのは，医師を訪ね，認知症と診断されることを怖れているようにみえることです．

私は近隣の保健福祉センターで「もの忘れ相談」をしばらく担当していたことがあります．多くの相談があり，まったく問題のない健康な人から，年相応のもの忘れの人，軽度のうつ病の人とともに，アルツハイマー病初期の患者さんが何人も含まれていました．年相応のもの忘れの人とうつ病の人のうち何人かはその後クリニックを訪ねてこられたので，何度か相談を続けました．ところが，アルツハイマー病初期の患者さんのうち，医療につながったのはごく少数です．病気の進行している

患者さんは家族が連れてきますが，軽度の患者さんは，「まだお医者さんのところへ行くほどじゃないですよ」と拒みます。「相談」から「医療」への敷居は高いのです。

多様な相談の場が必要

　認知症を非常に早い段階で見いだし，地域でできるだけ長く生活してもらうためには，認知症初期の患者さんを地域でどのように把握し，どのような活動で支えてゆくかの問題があります。すでに述べましたように，軽度認知症の診断方法はかなり確立しています。しかし，特定健康診査のチェック項目で診断することはできません。地域の中に，地域の人たちが気楽に訪ねることのできる相談の場所を充実させることが必要です。

　そのためには，総合保健福祉センター，包括支援センターなどが緊密な連絡を取って，彼らが相談に来やすいシステムを作れないものかと思います。

　次に，もし介護予防事業に参加することが望ましいとされたとき，彼らが納得できるような活動が地域で展開されていることでしょう。地域の健康な高齢者も含めた，知的な活動であれば参加するでしょう。しかし，現在のデイサービス，デイケアでの活動では，対象は限られてしまうのではないでしょうか。これは，介護保険の枠を越えた，地域全体で対処すべき問題であると思います。

第4章
心理社会的治療法で生活の質を高める
―芸術療法を中心に―

　家庭においても，またデイサービスの場でも，活発な生活をしている認知症の患者さんは，表情は明るいし，病状も比較的安定していることを多くの人が感じています。これらの場での生活リハビリテーションが病気の進行を止める有効な方法であることが証明されているわけではありません。しかし，周囲の働きかけや介護の仕方でその後の病気の進行が非常に異なることは，しばしば経験することです。このような働きかけをさらに積極的に行うため，非薬物的介入法あるいは心理社会的治療法と呼ばれるアプローチがあります。

I．心理社会的治療法の4つのタイプ

　心理社会的治療法は，その背景となる考え方，実施法はそれぞれ非常に異なっていますが，全体を通じて，生活の質（QOL）を改善し，日常生活機能をできるだけ広げるという，共通した目標を持っています。そうして，多くはさらに認知や感情，行動の改善も目指しています。これらの効果のほとんどは，無作為抽出（調査の対象者を調査対象全体から無作為に選出すること）した対象者に，厳密な二重盲検（試験や研究で，実施している薬や治療法を医師からも患者からも不明にして行うこ

表 4-1　心理社会的治療法のタイプ

---
a. 行動に焦点を当てたアプローチ

b. 感情に焦点を当てたアプローチ

c. 認識に焦点を当てたアプローチ

d. 刺激に焦点を当てたアプローチ

と）のもとで比較し，証明されたものではありません。しかし，多くの観察から，少なくとも生活の質（QOL）が改善することと行動の問題に対する有効性については示されています。

　心理社会的治療法はその焦点の当て方により，4つのグループに分けられます（表4-1）。

行動に焦点を当てたアプローチ

　行動面からのアプローチが攻撃性などの問題行動を減少させる上に有効であることは広く認められています。この行動療法では，まず，問題行動の注意深い観察から始まります。すなわち，いつ，どこで，どれくらいの頻度で，どのような行動が起きているかを観察します。次いで，それぞれの問題行動に先立って，何が起きているか，それがどのような結果に終わるかを調べます。そうして，どのような介入をしたらよいかの方針を立てます。第2章の焦燥の項（96ページ）で説明した入浴時の問題はその例になります。問題行動に先立って，介護者のケアの仕方が引き金として作用している場合は，それを避けなければなりません。

　たとえば，食事の前など，車いすに乗った患者さんを食堂へ移動するとき，患者さんがそのことを理解できないうちに急いで車いすを動かすと，驚いて興奮する場合もあります。患者さんの置かれた環境が問題になることもあります。たとえば，部屋のすぐ外で，工事のため大きな騒音がたてられると，患者さんが急にいらいらとし，興奮したり，攻撃的

になることがあります。この人にとって静かな環境が必要なのでしょう。このような場合，環境を見直す必要があります。介入の仕方は，対象の患者さんごとに異なり，いろいろな試行錯誤を重ねることが必要です。しかし，目標がはっきりしているだけに，対応の仕方が有効に作用する場合も少なくありません。

感情に焦点を当てたアプローチ

これには，回想法，バリデーション療法，支持的精神療法などが含まれます。

[回想法]

もともとは健康な高齢者を対象とした心理療法の1つです。その人の回想を共感を持って受け止めながら，彼らに自らの人生を，ポジティブに再評価するように促し，心理的な安定を図ろうとするものです。最近は，対象が認知症，うつ病，緩和ケアの患者さんにまで広範囲にわたるようになりました。そうして，施設を中心に，グループ回想法が普及するようになりました。

具体的な方法は，たとえば，「学校の出来事で一番嬉しかったこと」をテーマに，昔の教科書を見てもらいながら，学校時代の想い出を語り合う，「秋の食べ物で一番好きなもの」をテーマに用意されたいろいろな秋の野菜を手に触れながら想い出を語り合う，などです。回想法の効果については，抑うつ気分の改善，不安の軽減，対人交流の促進などが報告されています。

[バリデーション療法]

バリデーション（validation）は，「相手の気持ちを真剣にくみ取る」という意味です。患者さんが，著しい記憶障害のため，また見当識障害のため混乱状態に陥っているとき，患者さんの話にまず耳を傾け，患者さんの気持ちを共感を持ってくみ取り，尊重するよう努めます。患者さんの混乱状態も，いわゆる異常行動も，抑えるのではなく，表現の1つ

としてあるがままに受け入れながら，患者さんとのコミュニケーションを図ります．共感を持って聴くことで，患者さんとの信頼関係を築き，不安を軽減し，尊厳を回復しようという方法です．

認識に焦点を当てたアプローチ

これには，認知療法や記憶訓練法などもありますが，よく知られているのはリアリティ・オリエンテーションと，最近介護施設で広く行われている学習療法です．

[リアリティ・オリエンテーション（reality orientation：RO）]

自分の置かれた状況を認識できない患者さんに対して，時間と場所の見当識の訓練を行い，現在への方向づけを行うことを目的としています．一般的には，決められたプログラムに従って，自分の名前と年齢，家族の名前，現在いる場所と日時などについて，黒板，名札，カレンダーなどを利用しながら訓練します．ROの有効性については，引きこもりが緩和し，言葉を発する回数が増えたという報告もありますが，日常生活や協調性では変化がみられなかったという報告もあります．そもそも知的レベルが全体的に相当に落ち，時間体験の失われた患者さんに見当識を一生懸命訓練する必要があるかという疑問もあります．しかし，施設の中で行われるさまざまな働きかけの1つとして，グループワークの中で言葉かけのきっかけとして行う意味はあるでしょう．

[学習療法]

「読み・書き・計算」を中心とする教材，すなわち音読ドリルと計算ドリルを用い，学習者（認知症の患者さん）とスタッフ（学習療法スタッフ）がコミュニケーションを取りながら行う学習です．患者さんの認知機能やコミュニケーション機能，身辺自立機能などの前頭前野機能の維持・改善を図るものです．この学習を6カ月間行った群と行わなかった群を，ミニメンタルテストや簡単な前頭葉機能検査を用いて調査したところ，学習群では，認知機能も前頭葉機能も有意に高かったと報

告されています。前頭葉機能検査は2つのもの（例：バナナとリンゴ）の類似性（概念化）を答える問題や，"か"で始まる言葉をできるだけ多く答える語の流暢性（言葉の情報を適切に，素早く，数多く，処理し，出力する能力）を調べる問題など6つの課題から成っています。ただし，家族が患者さんに「このドリルをしておきなさい」と命じても，自分から行うことはほとんどありませんし，また少々行ったところで効果があるものでもありません。学習スタッフとコミュニケーションを図りながら行うことに意味がありそうです。

刺激に焦点を当てたアプローチ

　これには，レクリエーション療法（ゲーム，手芸など），芸術療法（美術，音楽，書道など）と活動療法が含まれます。この章の主なテーマである芸術療法は後ほどの項で詳しく述べます。また，活動療法の1つとして，運動療法があります。運動は認知症の予防として注目されており，多くの報告がされていますので，それらは第5章で詳しく述べます。すでに認知症を発症した人へのリハビリテーション療法としての研究も始まっており，運動介入としては，多くはウオーキングが用いられます。運動を定期的にある時間継続して行った場合と，そうでない場合を比較検討したところ，認知症の認知機能だけでなく，行動面への効果も示唆されています。しかし，どのような運動をどの程度行うことがリハビリテーション効果を持つかについては，まだこれからの研究課題になっています。

Ⅱ．感情に働きかける音楽

　音楽は，認知症の通所施設と入所施設における日常の活動プログラムに欠かせません。音楽には，音楽活動と音楽鑑賞があります。音楽活動には楽器演奏や歌唱があり，心の中のイメージを身体の動きを通じて映し出し，感情を発散させます。音楽鑑賞は好きな音楽や懐かしい曲を聴

くことで感情が揺さぶられ，過去を思い出すきっかけになります。

　第二次世界大戦のとき，アメリカの野戦病院において，多くの戦傷者，戦病者の身体的痛みを和らげるために音楽が使用され，音楽が生理的にも，心理的にも戦傷病者に対して治療的効果のあることがわかりました。この経験から，音楽は戦傷病者だけでなく，知的障害者や精神障害者に対して，さらにはがん患者のサポートや身体障害者のリハビリテーションを促進するためにも適用されるようになりました。音楽を聴き，演奏することは，その人の心に作用して，健康の回復と向上につながると考えられたからです。そうして，そのための音楽療法士の育成も行われるようになりました。

　認知症に対する音楽療法は，1990年代から，ヨーロッパとアメリカにおいて盛んに行われるようになりました。アメリカ上院の老化に関する特別委員会において，高齢者に対する音楽の治療的効果についての公聴会が開かれ，その効果が認められたことが大きな影響を与えたようです。それ以来，認知症に対する音楽療法の研究論文がたくさん出版されました。それらを参考にしながら，音楽療法が認知症のケアにどのような意味があるかまとめてみましょう。

なじみのある曲と歌詞は記憶の喚起と保持を強める

　認知症の音楽療法としては歌唱がもっとも一般的です。音楽活動の場では，なじみのある曲を歌うことが多いのではないでしょうか。なじみのある曲と歌詞は，その曲にまつわる出来事の記憶を喚起し，感情をよみがえらせます。過去のある時期の記憶を喚起することは，昔のことも忘れがちな認知症患者さんの心を和ませるとともに，その記憶の保持をさらに強くします。音楽を楽しんでいる患者さんを観察していて感じることは，まだ軽度の認知症患者さんは，新しい曲をある程度学習できることです。アルツハイマー病の患者さんは言葉による学習が難しく，聞いたことや読んだ文章をなかなか憶えられません。ですから本をだんだ

んと読まなくなります。ところが，曲の学習はある程度はできるようです。認知症を発症してからも，音楽に打ち込むことは，ある程度記憶の学習にもなるのです。話の内容の豊かさと流暢性といった言語能力の低下もある程度防ぎます。

　しかし，病状が進んでいきますと，ある段階から歌唱は難しくなります。やはり言葉を忘れ，憶えられなくなるからです。重度の患者さんにとっては，簡単な楽器の演奏やダンスなど，音楽に合わせて身体を動かすほうがよいようです。実際，簡単な楽器の演奏であれば，病状が進んでも少しは習得できます。私の外来を受診している患者さんで，認知症を発症して数年経ってから，ハーモニカに興味を持ち，練習し，なかなか上手に演奏するようになった人がいます。

仲間や介護者との感情的な交わりを増す

　認知症の患者さんはしばしば引きこもりがちです。積極性が低下しており，進んで人々の中に加わろうという意欲が湧かないためもあるでしょう。忘れっぽさを自覚し，他人に迷惑をかけたくないという気持ちが先に立ってしまうのかもしれません。しかし，地域の，あるいは職場でのコーラス活動などを長年楽しんでいる人たちは，もの忘れが始まっても，音楽を続けていることが多いです。音楽の仲間と付き合うことは，音楽を楽しむと同時に，彼らとの人間的な交わりを増し，彼らの心を豊かにします。認知症を発症してからも音楽を通じて，仲間との心の触れ合いを保つことができます。ですから，デイサービスの活動プログラムに音楽を加えることは意味のあることです。仲間同士で話したり，微笑みを交わしたり，声を出し合ったり，身体を触れ合ったり，といったコミュニケーションの頻度が増すからです。より幸福感を自覚するようになったという報告もあります。家庭においても，音楽のある生活で介護者との触れ合いを増すことができます。

　ただし，音楽の趣味はその人によって異なります。介護施設では多く

の人を対象にし，しかも重度の患者さんもいるため，小学唱歌，童謡，懐メロに傾きやすいですが，クラシックの名曲，ラテン音楽，ジャズなども含め，もっと多様性に富んだ選曲が必要でしょう。また，音楽だけを考えるのではなく，他のレクリエーション活動も合わせながら，精神活動全体を高める活動であってほしいと思います。

認知症の行動と心理症状（BPSD）に効果

　音楽のある生活は，患者さんと周囲とのコミュニケーションを豊かにし，患者さんの気持ちを和ませる効果があります。ですから，認知症の行動と心理症状（BPSD）への治療効果があることも想像できます。アルツハイマー病の中期になると，前にも述べましたように，不安や妄想などの心理症状と，焦燥や徘徊などの行動の障害が出現しやすくなります。彼らに好きな音楽を聴いてもらいながらケアしたところ，興奮が減少したという報告があります。また，焦燥の著しい人が音楽を聴いたり，楽器を鳴らしたり，歌ったりするとき，そわそわと歩き廻る行動が減ったという報告もあります。認知症の行動と心理症状（BPSD）については，まず介護の仕方を工夫することで対応することが大事ですが，そのとき音楽をうまく取り入れることは，有効な手段になるようです。

　介護施設では音楽を聴くことと，歌うことが主な活動だと思いますが，認知機能を少しでも改善する，あるいはその低下を防ぐという観点からは，もっと積極的に音楽に関わることができればと思います。なんらかの楽器を手にして演奏に加わること，あるいは音楽に合わせて身体全体を動かすことです。そのためには，音楽療法士がもっと現場に入れる環境が欲しいものです。日本でも，音楽大学で音楽療法士の育成が随分行われているようですが，そういう人たちに現在の介護システムの中に参加してもらうのはなかなか難しいことです。しかし，認知症の患者さんの演奏活動を支えているいくつかの音楽グループもあります。その1つをコラムで紹介します。

❖コラム❖ アルツハイマー病の患者さんたちの合奏

　音楽療法というよりは，認知症の患者さんに音楽がどれほど感動を与えうるか，という観点から音楽活動をしているグループがあります。これは国立精神・神経医療研究センターで，また最近は上川病院で，折山もと子氏のグループが行っている認知症の患者さんたちの合奏です。音楽を「する」ことで自分の気持ちを表現するように働きかけます。「人間は誰でも，自らの生い立ちの中で培われた『音楽的感性』を持っている。その感性を引き出そう」というのが，折山氏たちの考え方です。

　合奏は，アルツハイマー病の患者さん，家族，ボランティア（音楽家）の人たちで行っています。それぞれの人がキーボード，和太鼓，コントラバス，カスタネットなど，割り当てられた楽器を使って単純な演奏を繰り返し，それが全体として1つの音楽になるように構成されています。曲は，日本古来のリズムの場合もありますし，ボサノバなどラテン音楽のリズムの場合もあります。しかし，これまで演奏には縁のなかった人でも近づけるような，私たちが自然に身につけているリズムで演奏されます。1曲は2～4分ですが，この間，それぞれの人は演奏に集中することが必要です。その人に合った役割が与えられており，指揮者の指示に対して注意を払っております。最初のうちはばらばらですが，練習をしているうちに全体が合ってきて，合奏らしくなってきます。

　このことは，アルツハイマー病の患者さんたちは，音楽に関してはある程度の学習効果があるということを表しているのではないでしょうか。家族の話によりますと，曲が終わったときに，ある種の爽快感と感動を伴うといいます。音楽に酔っているのかもしれません。また，演奏に参加した多くの人と心を合わせて1つの演奏を行ったという達成感もあるでしょう。そのような感情への働きかけが非常によいのです。

Ⅲ．いつまでも楽しめる書道

　私の外来を受診している患者さんのほとんどは 70 歳以上です．この世代の人たちは，小学校のときに書道の基本を習っていることが割合多く，とくに女性の中には，書道を趣味にしている人も随分多数見受けられます．彼らは，書道の会に入り，その会の発表会に出品するのを楽しみにしております．

書道の基本は身体が憶えている

　長年，書道に慣れ親しんできた人は，認知症を発症してから何年間も書道を続けている人が少なくありません．軽度認知障害と診断され，その後 7 年にわたって進行が非常に緩やかで，まだ書道の先生を続けている患者さんもいます．書道の基本は，筆を使って，紙に，墨で文字を書く，あるいは描くという行為であり，身体で憶えている部分が大きいのでしょう．第 1 章で述べましたように（10 ページ参照），身体で憶え，言葉ではなく，行為で表現される記憶を"手続き記憶"と呼びます．記憶の中でも，意識に再生され，言葉を介して人に伝えることのできる陳述記憶は，アルツハイマー病の初期から顕著に侵されます．それに対し，手続き記憶はアルツハイマー病のある程度進んだ段階まで保たれます．そのため，書道の基本をあるレベルまで身につけている人は，発症してからも書を楽しむことができます．彼らは，意欲さえ保たれていれば，書道を軸にして毎日の生活を送っているので，技術的にも低下せず，症状の進行が抑えられるようです．

書にはその人の感性が表れる

　書道の基本は身体が憶えているといっても，身体で憶えた行為を単純に繰り返すということではありません．この患者さんは，2 尺×8 尺の

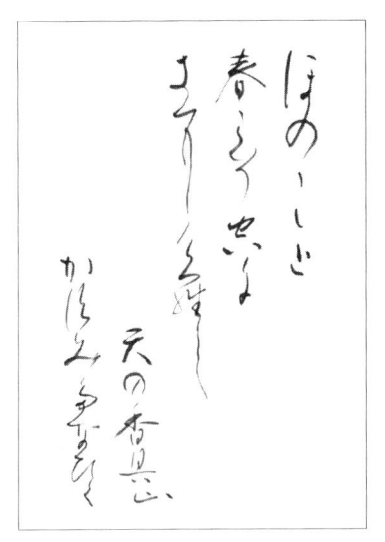

第4章　心理社会的治療法で生活の質を高める－芸術療法を中心に－　153

図4-1　書道は日本人の感性に合っている

書道紙に和歌を書いて，毎年書道展に出品しています（図4-1）。その際どのようなかな文字を選ぶか，それぞれの漢字，かな文字をどういう大きさで，どういうバランスで書いていくかということをいつも考えているといいます。彼は，古筆，すなわち平安時代から鎌倉時代に書かれた書道の優れた筆跡をよく勉強しており，自分の字の中に生かすよう努力しています。文字を書くという行為の中に，絵画を描くときと同じように，その人の感性や美的センスが表れるのでしょう。過去の体験や想い出も反映されるのかもしれません。それに伴って，感動もよみがえってくることもあるでしょう。そういう意味で，書道は，認知症の患者さんにとって，単に身体を動かすということでなく，きわめて知的な行為として，楽しめるものです。

手本に従う書でなく，自由で個性的な書を

　書道の表現はさまざまのようです。その人の書く字の感性を尊ぶ場合もありますが，先生の書いた字を手本とし，それとよく似た字を書くこ

とが目的となっている場合も多いとのことです。後者の場合は，アルツハイマー病の患者さんにとっては，中期に入ると難しくなります。脳の中でとくに頭頂葉と呼ばれている部位の機能が低下してきますと，図形を描き写す，手本の字を書き写すという行為は苦手になるのです。そうした患者さんにとっては，手本の字を書き写すという行為は苦痛になりかねません。字の大枠は決められていても，あとはその人の感じ方で，自由に書いたほうが，あるいは描いたほうがよいのです。

　書道を認知症の患者さんのリハビリテーション活動として位置づけるには，どのような効果を期待するのか，そのためにはどのように指導するのか，その効果をどのように評価するかなどについて，研究すべき点は多くあります。しかし，日本の文化を反映するものとして，認知症のリハビリテーション活動に取り入れる価値を持っていると思います。

Ⅳ．感性を高める美術

　美術療法は，イギリスやアメリカではその歴史も古く，うつ病や不安障害など精神疾患，学習障害，薬物依存症，重症の身体疾患に伴う感情面の障害，さらには緩和ケアの場などで広く行われています。子どもから高齢者まであらゆる年齢の人たちが対象です。その主な目的は，絵画，彫刻などの美術活動における創造的過程を通じて，本人の精神的・身体的な健康感を高めることです。認知症に対する美術療法は，1990年代からアメリカとヨーロッパで行われるようになり，アルツハイマー病協会も地域活動の１つとして積極的に推し進めています。

美術活動：コミュニケーション手段の１つ

　美術活動は認知症の患者さんにとって，どのような意味があるのでしょうか。

　認知症がどの程度の段階にあるかで意味は違いますが，まず自分の気

持ちを作品の中に表現できることです。認知症が進行すると周囲の人の話をときに理解できず，自分の気持ちを言葉では表現しにくくなります。そのような場合，美術作品は1つのコミュニケーションの手段になりえます。第2には，制作に夢中になっている間に普段気がついていない過去の記憶がよみがえることがあります。そのためには制作活動に入る前の準備も必要です。美術療法は精神科領域で広く行われてきたので，作品の中に心理的な問題を見いだし，患者さんに接する1つの手がかりにしようとする考え方があります。心理療法の1つというとらえ方です。

　作品を通じて患者さんが内側に持つ気持ちを表現することを助けることは美術療法の基本です。しかし，認知症における美術療法では，描かれた作品から病的な感情を読み取ろうとするよりも，どのような気持ちであろうとそれを表現してもらうこと，創作活動に打ち込むことにより，精神的な健康感を少しでも取り戻すことが大事でしょう。

臨床美術：心を表現することそれ自身に意味を持つ

　金子健二氏（1948～2007年）が開発した『臨床美術』は，認知症に対する美術療法として独創的であり，優れた内容を持っております。美術活動を楽しんでもらうこと，美術作品の中に異常性を見出すのでなく，よい部分を見いだし前向きに評価する，誉めることで患者さんの気持ちを支えていこうという考え方です。この方法は競争主義の芸術ではなく，「ともに生きる芸術」をモットーにした，子どもの美術教育のために開発されたものでした。彼は1977年に子供造形教室を始め，約20年の経験をもとに1996年に大宮市医師会病院で認知症の患者さんへの美術療法を始めました。私は国立精神・神経センター（現・国立精神・神経医療研究センター）に勤めていたときにこの美術療法に出会い，2001年以降も，現在勤務するクリニックにおいて美術療法を続けております。この美術療法，すなわち臨床美術は子どもの情操教育，障害児教育の場，精神医療の場などに広く適応できる内容を持っています。金

子氏が行った功績のもう1つは，臨床美術士の教育です。日本で唯一の本格的な美術療法士の教育であり，臨床美術士は現在約700名おります。

❖コラム❖　臨床美術士

　ここで述べている美術活動では，創作活動を通じて，自分の気持ちを表現することそれ自身に意味があります。大人も，子どもも，健康な人も，知的・感情的に問題を抱えている人も参加できます。しかし，そのような広い範囲の対象者に，絵画，水彩画，工作，彫刻，陶芸など広範囲の美術制作活動を指導するには，美術教育の基本が必要です。そして，臨床美術独自のメソッド（方法）を身につける必要があります。さらに，福祉施設で，認知症などの病気を持つ人を対象にするときは，病気についての知識も習得し，患者さんたちにどのように接するかの研修も必要です。金子氏らはそのような教育を長年続け，多くの専門家を育てました。

　臨床美術をより広く知ってもらうためと，専門的な訓練を受けた合格者を「臨床美術士」として資格認定し，その水準維持に努めるため，2002年に日本臨床美術協会（http://www.arttherapy.gr.jp/）が設立されました。臨床美術士の資格には，その経験や習得度によって，1～5級まであり，3級以上の人は指導者として十分な知識と経験を持っています。臨床美術士の育成は，芸術造形研究所が中心になって行われていますが，東北福祉大学，東京芸術大学，東京学芸大学などいくつかの大学でも進められています。

　なお，2009年7月，医学，福祉，教育などと連携しながら，臨床美術の学問的水準を高めるため，臨床美術学会（http://www.clinicalart.gr.jp/）が創設され，11月に第1回学術集会が開催されました。

1．認知症の臨床美術

　臨床美術は，基本的にはグループ活動として行っています。1グループはアルツハイマー病患者さん6〜10人とその家族からなり，1カ月に3回行っております。

精神活動全体を高める

　臨床美術の第1の特徴は，美術活動を中心にした精神活動全体を高めるアプローチであるということです。単に皆さんで一緒に絵を描きましょう，ということではないのです。

［第1段階：モチベーションを高める］

　まず，季節の行事をしたり，歌を歌ったり，あるいは臨床美術士がそれぞれのテーマについての写真を見せながら話をします。正月の初詣と獅子舞，春のお花見，夏の海水浴や山登り，秋のお祭りやお月見，クリスマスなどがテーマになります。また，回想法の考え方も取り入れており，皆さんからテーマに関連した想い出なども語ってもらいます。このようにして，患者さんの記憶を刺激するとともに，何か絵を描こう，何か作ろう，という意欲を盛り立てていきます。言い換えれば，モチベーションを高めるのです。

［第2段階：美術制作活動］

　次いで，美術制作活動に入ります。オイルパステルや水彩絵の具を用いた絵，新聞紙，針金と石膏を用いた工作，粘土細工，陶芸，染色などさまざまな制作活動を行います。平面で表現する絵もあれば，立体での表現もあります。具象的な絵もありますし，抽象的な絵もあります。美術活動は1時間30分くらいですが，患者さんが制作活動に集中してもらうには工夫が必要です。とくに病状がかなり進んだ患者さんに注意を集中してもらうには，大変な努力が必要です。それは臨床美術士の腕の見せ所です。

[第3段階：作品の感想会]

　制作が終わってから，作品について感想を述べ合います。同じテーマの下でそれぞれの人がそれぞれの作品を作ったことの喜びを共有することが，グループ活動として大切なことです。そのような過程を通じて，グループの社交的雰囲気が出てきます。このような，3段階のそれぞれで行われている患者さんに対する働きかけが相乗効果を持ち，臨床美術の効果が現れてくるのでしょう。

誰でも取り組める描き方・作り方

　書道を趣味として行っている人が多いのに比べ，絵画はむしろ苦手という人が多いように思います。小・中学校時代，何の準備もなく，指導もなく絵を描かされ，3ないし5段階で評価をされ，それ以来，図画・工作は大嫌いだという人も少なくありません。臨床美術では，ものの見方や感じ方，見たこと，感じたことをどのように線，形，色で表現するかを指導されます。しかし，上手さを求めてはおりません。感じたままのことを形と色で表現しながら，とくにオイルパステルの色，いくつかの色を混ぜ合わせたときの混色の美しさを楽しむのです。

　臨床美術では「上手」という言葉を使いません。「上手」の裏には「下手」があり，他の人と比較することになるからです。金子氏が編纂したテキストなどから，具体的なテーマを紹介しましょう。

[リンゴの量感画（図4-2）]

　量感画は，臨床美術においてよく用いられる指導法の1つで，その考え方がよく表れています。すなわち，対象の表面ではなく，立体感や重みをイメージしながら描く方法です。たとえば，リンゴを描くとき，実物にできる限り"似せて"描くのではありません。リンゴにまつわる想い出などを皆で語り合い，次いでリンゴを2つに切って中を観察し，甘酸っぱい匂いを嗅ぎ，それぞれのリンゴのイメージを持つようにします（図4-2a）。対象を，視覚的にとらえるだけでなく，触覚，味覚，嗅覚

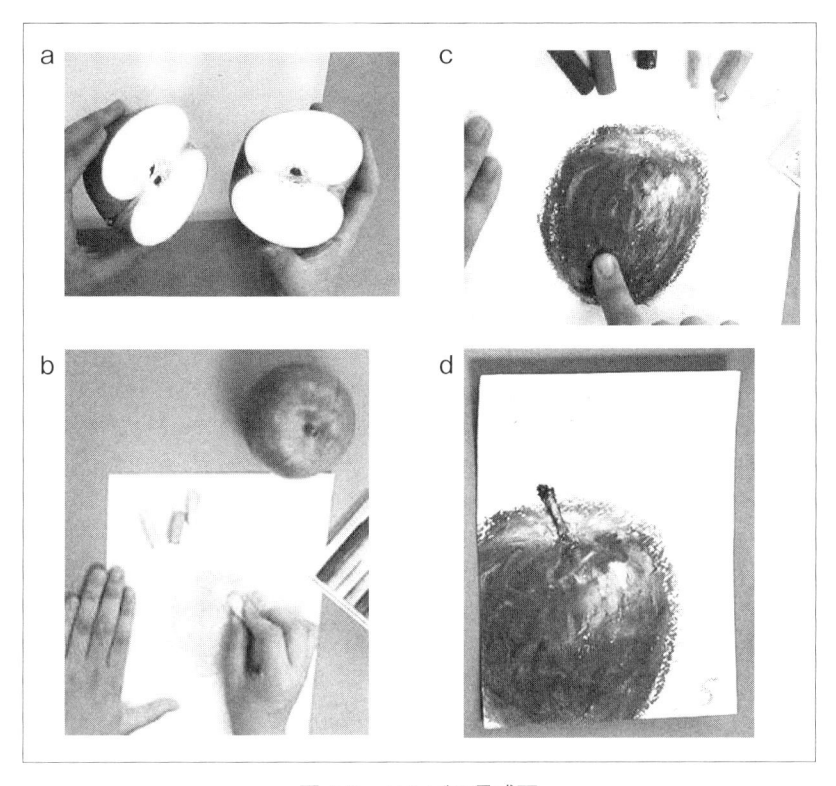

第4章 心理社会的治療法で生活の質を高める－芸術療法を中心に－　159

図4-2　リンゴの量感画

など五感を通じてとらえるのです。そして，リンゴが小さな実から成長する様子を想像しながら，少しずつ実を成長させるように，オイルパステルで描き込みます（図4-2b）。みずみずしい実がしっかり詰まったリンゴにしていきます。次いで，リンゴの外側にあると感じる色を3色以上選んで，色を重ねていきます（図4-2c）。リンゴの表面の色は「赤」という先入観にとらわれず，表面が示すさまざまな色を観察し，自分の感情を込めて塗り込んでいきます。最後に，はがきの大きさに切り取り絵はがきに仕立てます（図4-2d）。絵をどのように切り取って絵はがきにするか，ということにもその人の感性が表れます。

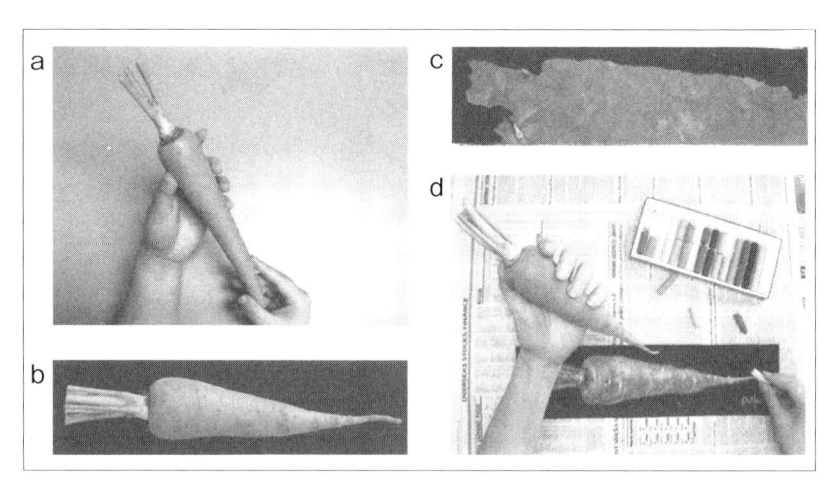

図4-3　京人参のネガポジ画

[京人参のネガポジ画（図4-3）]

　ネガポジ画もしばしば用いられる方法です。まず，京人参を手に取り，手触りや硬さ，色の表情を観察します（図4-3a）。次いで，京人参を，黒い紙の上に乗せ（図4-3b），京人参ではなく，その周りの"黒い紙の形（ネガ部分）"に注目します。そして，京人参に近い赤色の和紙に，墨で"黒い紙の形"を描きます（図4-3c）。京人参の外側（ネガ）の形を描くことで，画面の中で京人参が浮かび上がってきます。もう一度京人参を観察し，それに近い色を用いて，表面の表情や立体感が出るように描き加えていきます（図4-3d）。

　美術では，伝統的に"ネガのスペース"と"ポジのフォルム"という言葉が使われてきました。ポジのフォルム，たとえば京人参から描き出すと，よく観察せず，観念的に描く傾向があります。一方，ネガのスペースは何の観念も表さないので，描こうとするとよく観察することになります。すなわち，対象を自然によく観察する指導法の1つです。

アルツハイマー病の患者さんたちの作品（口絵カラー参照）

　アルツハイマー病の段階により，作品は変わってきます。アルツハイマー病の初期から中期の前半にかけての患者さんたちは臨床美術士の話と作品の意図をよく理解しますし，写生する力は残されています。また，さまざまな物，風景，イメージを保持しておりますので，バランスのよい構成のしっかりした絵を描きます。一方，中期後半に入りますと，臨床美術士の話を注意して聴くことが難しく，理解も困難になっています。その場合には，1対1で繰り返し，やさしく話し，励まさないと，なかなか描いてくれません。パステルや筆を手にするまで時間がかかります。描かせるのではなく，本人が描く気持ちになるまで，じっと待ちます。

　アジの干物・上図は，発症して7年目で，アルツハイマー病中期前半の患者さんの作品です。高校卒業以来，絵を描いたことはないとのことです。下図の作者はアルツハイマー病中期後半の患者さんで，注意が長く続きません。一見ぼうっと眺めているだけでしたが，ふとパステルを手に取ると，さらさらと軽やかに描ききってしまいました。両者の絵は，随分違いますが，それぞれに素晴らしい作品です。病気が進み，写生はできなくなっても，絵を描くことはでき，しかも不思議な魅力を持っています。

　アルツハイマー病の患者さんは，中期後半に入ると，脳の機能，とくに頭頂葉の機能が低下しているため，図形を写し，描くことが困難です。また，自分を取り巻く三次元の世界を認知する機能は低下し，三次元のものを二次元に描くということはほとんどできません。そのため，抽象画や抽象的な工作も行います。**触覚アナログ画（上図）とアナログ自画像（下図）**では，写実は求めず，その時の気持ちを線，形，色で表し，色彩を塗り重ねながら，その表現を楽しみます。また，病気の進んだ患者さんは三次元の物体のイメージも失われつつあるので，それらしい形を描いてもらうのではなく，色の使い方に重点を置きます。たとえ

ば，打ち上げ花火をテーマとした場合（ガラス絵：打ち上げ花火），初期の患者さん（上図）は大きな球をイメージできますが，中期後半の患者さん（下図）は円形をなかなか描けません。しかし，色の感覚は病気が相当に進んでも残っており，華やかな色で表現することができます。

　中期の患者さんにとっては，粘土細工，陶芸，工作など三次元のものは三次元で表現する制作のほうが向いているように思います。**土偶の粘土細工**は写真を見ながらの制作ですが，初期の患者さんの作品には，顔の表情，手足の格好など身体全体に生き生きとした動きがあります（上図）。中期後半の患者さんの作品も土偶らしくなっており，瞑想にふけったような不思議な雰囲気を持っています（下図）。

2. 臨床美術の効果

　臨床美術を臨床の場に取り入れた当初の目的は，認知症の広い意味での治療としての価値があるかどうかを知りたかったためです。そこで，この臨床美術が始まる前に，参加者全員に成人知能検査法（WAIS-R）を使って，知能テストを行いました。そして1年後，2年後，3年後と同じテストで追跡調査をしております。

一時的には認知機能は上がる

　1年後の成績をみますと，知能テストの一部の項目が，臨床美術を始める前より少しよくなっておりました。言語的知能の中の「理解」という項目で，理解力が増したというよりは自分の考えを表現する言葉の数が少し増えたためではないかと思います。社会との接触が少なかった患者さんが，グループ活動の中でお喋りしながら絵を描いたり，工作したりするということがよい効果を挙げたのでしょう。もう1つは視覚認知，視覚処理に関する項目です。視覚認知というのは，簡単にいうと，絵の中の間違いを見いだすテストです。美術活動を行っていると，自然に対象をよく見ることになりますので，視覚を使った情報処理が少しよ

くなります。

　ところが，2年経ちますと，認知機能はやはり少しずつ低下していきます。その間，リハビリテーション的活動を全く行っていない患者さんと比べると，低下の程度は比較的緩やかであるという印象はあります。しかし，アルツハイマー病の病状の進行を，脳の活動を高めるだけで何年間も止めるのはほとんど不可能です。現在，アルツハイマー病に対して試みられているリハビリテーション活動は，どのようなアプローチであっても，何年間も病気の進行を止めることはできません。ですから，認知症のリハビリテーション活動の目標は，病状を改善したり，進行を止めることではなく，少しでも進行を緩やかにすることと，その間のよりよい生き甲斐を持ってもらうことでしょう。

生活の質（QOL）を高め，社会性を保つこと

　臨床美術に参加していた患者さんたちは，病状の明らかに進んだ段階で臨床美術を終わりにするのでしょうか。実は，3年以上通っている人は何人もいます。もっとも長い人は7年間も参加しております。認知機能も大分低下してしまったのに，なぜ通ってくるのでしょうか。彼らは臨床美術に参加するのが楽しいと言います。まず自分の作品を作る喜びでしょう。3年も通っていると，初期の頃と3年目では作品が変わってきます。しかし，ここでは作品に点数はつけません。そのとき，自分なりに描けた作品がそれとして評価されるのです。少しでも褒められることは本人にとって喜びです。もう1つの楽しみがあります。絵を描くだけではなく，仲間との交流も楽しめることです。中期にまで病気が進んだ患者さんでは家を出るときは，どこに何をしに行くのか思い出さない人も多いのですが，クリニックに着いてから皆の顔を見て「あっ，そうか」と思い出し，笑顔を見せながら制作活動に入ります。

　家族の中には，遠方から時間をかけて患者さんを連れて来られる人もいます。かなりの負担ではないかと心配することもあります。しかし，

長く参加しているある家族の人は，次のように話していました。「介護というのは，365日，24時間，初めも終わりもなくずっと続いています。しかし，このような美術の会が毎週月曜日にあると，月曜日を軸として，他に日は適宜デイサービスを利用しながら，1週間のリズムある生活が成り立ちます。日々のけじめがついて生活しやすいのです」と。

　臨床美術は，認知症の進行を止めるという意味では限界のある方法です。しかし，薬物を使用しない治療法の最大の目標である「生活の質（QOL）を高める」という意味では，それに沿った治療法であるといえるでしょう。認知症を発症してから数年間，患者さんがなんらかの生き甲斐を持つことが大事なのです。

第5章
認知症の発症を予防する生活習慣

　認知症専門クリニックで診察する患者さんはすでに認知症を発症しています。多くの人は病気がかなり進行した段階でクリニックに来られます。その後を長くフォローしますと，初期段階で診察に来られた患者さんのほうが進行は明らかに緩やかです。発症前から対策を取ることができれば，発症そのものを遅くすることができるはずです。そのため，私は地域の講演会を頼まれたときは，認知症の医療と介護だけでなく，発症を予防する生活習慣を必ず述べるようにしています。

　生活習慣病という言葉は皆さんもよくご存じのことと思います。たとえば，高血圧症，糖尿病や脂質異常症は日常のさまざまな生活習慣と深いかかわりがあります。そこで，生活習慣を改善することによって，病気の発症や進行を予防できるという意味を含めて，これらは生活習慣病と呼ばれています。

糖尿病820万人，高血圧症780万人

　厚生労働省が発表した『平成18年国民健康・栄養調査』によると，「糖尿病が強く疑われる人（HbA1cが6.1％以上または糖尿病治療中）」は820万人であり，「糖尿病の可能性を否定できない人（同5.6％以上，6.1％未満）」を加えると1,870万人と推計されました。同じ調査による

と,「脂質異常症が疑われる人」は1,400万人でした。高血圧症については,平成17年患者調査では,継続的な治療を受けていると推測される患者数は780万人で,潜在的な高血圧症患者を含めるとわが国の高血圧症患者数は3,000万人以上に上るといわれています。

　これらの病気は運動不足,食べ過ぎ,多量飲酒,偏食,喫煙などの生活習慣を改善することによって予防が可能で,少なくとも発症を遅くすることができます。そのような生活習慣の改善に努めなければ,いずれ動脈硬化が進み,冠動脈硬化症から心筋梗塞へ,脳動脈硬化症から脳卒中(脳梗塞や脳出血)に至る可能性が大きくなります。ですから,認知症の中でも血管性認知症は生活習慣病の1つであり,生活習慣を改めることによって,予防できる病気と考えられます。一方,アルツハイマー病についても,最近の研究によると生活習慣が関係していることがわかってきました。

アルツハイマー病も生活習慣・生活習慣病と関係が深い

　生活習慣と生活習慣病が認知症とどのように関連するかを調べるには長期間にわたる疫学研究が必要です。スウェーデンの疫学研究グループは,1970年代から中年期の人たちの生活習慣と認知症の関係を長期にわたって追跡調査しています。1998年に,その中から平均21年も追跡された1,449名(調査時:65〜79歳)の生活習慣病と認知症発症の関係を報告しました。それによると,認知症の発症リスクが,中年期に肥満〔body mass index(BMI)が30以上〕であった人は2.1倍に,高血圧症(収縮期血圧が140mmHg以上)で2.0倍に,脂質異常症(コレステロール251mg/dL以上)で1.9倍に上昇していました。肥満・高血圧症・脂質異常症の3つがそろうと,発症リスクは6.2倍にまでなるとのことです。ここで調べられた認知症の約80%はアルツハイマー病であり,このことから,生活習慣病は血管性認知症だけでなく,アルツハイマー病の発症にも深くかかわっていることがわかります。

生活習慣病に至らなくても，中年期の肥満そのものが認知症のリスクを高めるという研究もあります。40歳代前半の健康な人を，平均36年間にわたって追跡調査したアメリカの研究では，たとえ高血圧症や糖尿病を発症していなくとも，肥満そのものがリスクを高めるといいます。中年期のBMIが18.5〜24.9の人を適正体重群とすると，BMIが25〜30未満の過体重群ではアルツハイマー病，血管性認知症ともにリスクが約2倍になります。そして，BMIが30以上の肥満群ではアルツハイマー病のリスクは3.1倍に，血管性認知症のリスクは5.0倍とはなはだしく上昇していました。

❖コラム❖　コホート研究（前向き研究）

コホート研究（前向き研究）とは，ある住民集団（コホート）を何年も追跡調査し，その間に研究目的とする病気を発症した人たちと発症しなかった人たちの間における生活習慣などを比較し，どのような要因が病気の発症を促進したか，あるいは病気の発症を抑えたかを明らかにする研究です。

海外ではアメリカのマサチューセッツ州で1948年から始まり，現在まで続いているフラミンガム研究と呼ばれる大規模な調査があります。日本では，1961年から福岡県久山町の住民を対象にした久山町研究が有名です。

遺伝と生活環境

ある研究目的とする病気になった多くの人と，病気にならなかった多くの人を比べると，病気になった人が共通に持っている因子が浮かび上がってきます。これを危険因子といいます。

[アルツハイマー病の危険因子]

アルツハイマー病の最大の危険因子は加齢です。これは避けようがありません。第2に遺伝因子があります。家族性アルツハイマー病と呼ばれている遺伝病があります。この病気はアルツハイマー病の原因，とくに遺伝子の面からの研究をする上で非常に貴重な病気ですが，そのような症例は多くはありません。アルツハイマー病の遺伝の関与は，ほとんどの場合，素質の遺伝で，この要因を持つと比較的若年に発症します。

では，環境の関与はどのようにとらえたらよいのでしょうか。すでに一部触れたように，生活習慣，生活習慣病と認知症発症の関係についての前向き研究の中から，認知症の発症を促進する因子と抑制する因子がいくつもわかってきました。とくに，遺伝的背景のほぼ同じ人たちが異なる文化圏で生活したとき，認知症の発症リスクがどのように変化するかを調べると，環境の問題はさらにはっきりしてきます。

[文化の異なる2つの地域でのアルツハイマー病発症率]

アメリカの研究グループは，インディアナポリス市の住民の80％を占めるアフリカ系アメリカ人と，ほぼ同一の遺伝的ルーツを持つナイジェリアのイバダン在住のヨルバ族について，アルツハイマー病の発症率を比較しました。追跡調査は，1992～1993年に対象者を登録した後，2年後と5年後の2回実施されました。その報告によりますと，認知症全体の年間発症率は，アメリカ在住のアフリカ系アメリカ人では3.24％，アフリカ在住のヨルバ族が1.35％でした。そのうちアルツハイマー病の発症率は，アメリカ在住のアフリカ系アメリカ人が2.52％で，アフリカ在住のヨルバ族が1.15％でした。すなわち，アルツハイマー病とそれを含む全認知症の発症率が，アフリカに住むヨルバ族は，アメリカに住むアフリカ系アメリカ人の2分の1以下であることがわかりました。

遺伝的には，両群の間に有意な差はありませんでした。ですから，アルツハイマー病の発症には，生活環境が大きく関与していることを示し

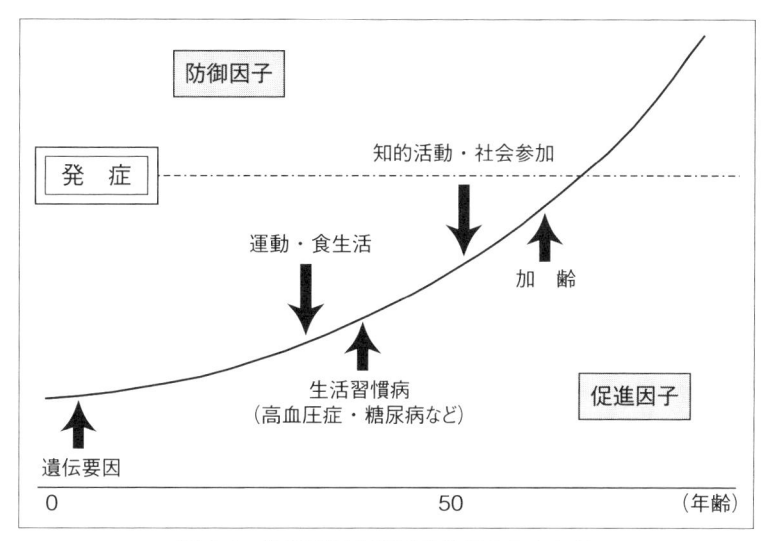

図 5-1　生活習慣と認知症発症のかかわり

ます。同時に調べられた諸々の検査では、脂質異常症、肥満、高血圧症、糖尿病などの有病率がアフリカに住むヨルバ族よりも、アメリカに住むアフリカ系アメリカ人のほうが非常に高いことがわかりました。このことからも、アルツハイマー病の発症には、食事や運動などの生活習慣と生活習慣病に罹患していることが関係しているのではないかと推測されています。

　以上のように、生活環境はアルツハイマー病を含めた認知症の発症に非常に関係があること、そして、肥満と生活習慣病が認知症発症リスクを高めることがわかってきました。そうして、最近の研究は知的な活動と人とのつながりが非常に大事であることもわかってきました。これらをまとめ、生活習慣と生活習慣病が全体として、どのように認知症発症にかかわるかを、図 5-1 に表しました。認知症を予防するにはどのような生活習慣が望ましいかを、身体運動と食事の摂り方、および社会とのネットワークなどからみてゆくことにしましょう。

I. 身体運動は全ての基礎

　健康増進のために，散歩やジョギングをしている人は多いと思います。日頃から，定期的に適度な運動を続けることは，高血圧症，糖尿病，心疾患，脳卒中などの生活習慣病の予防になることは，健康雑誌でも繰り返し取り上げられています。適度な運動は心肺機能を改善し，骨粗鬆症の予防を助けるという身体面だけでなく，気分を軽快にし，健康感を増幅させます。

　高齢の女性（70〜81歳）19,000人を対象とし，2年ごとの質問票により，健康，病気，食事，ライフスタイルと，認知機能検査の結果との関係を調べたアメリカの研究があります。それによると，普段から歩行を心がけ，身体をよく使い，高い活動レベルを続けた人たちは，調査を始めた時点ですでに認知機能が高く，数年間の調査期間の間に認知機能の低下が少なかったといいます。運動が身体面のみでなく，認知症の予防にもよいことを示します。

無理のない全身運動：有酸素運動が好ましい

　散歩を初めとして，無理のない全身の運動を続けることが健康によいことはいうまでもありません。しかし，身体運動が認知症の予防になり得ることがわかってきたのは比較的最近です。そのことを示す疫学的研究の1つに，アメリカ・ホノルル在住の日系男性高齢者2,257名（71〜93歳）を対象とした，6年間の追跡調査があります。1日に2マイル（3.2km）以上歩く人たち（高運動群）に較べ，1日に4分の1マイル（400m）以下しか歩かない人たち（低運動群）は，認知症全体で1.9倍，アルツハイマー病では2.2倍にリスクが高まっていました。一方，血管性認知症のリスクは低運動群で高まる傾向はありましたが，不思議なことに有意の差ではありませんでした。

運動には有酸素運動と無酸素運動があり，有酸素運動には歩行，ジョギングや水泳などがあります。有酸素運動は循環器系に対する適当な刺激となって虚血性心疾患の予防に役立ち，体脂肪の消費を進めて，メタボリック症候群の予防にもなることは皆さんもご存知のことと思います。これまでの報告をまとめてみますと，有酸素運動を1日30〜60分，週3回は行うことが，認知症予防にもよいとされています。認知症予防のメカニズムとして，動物研究によると，運動を繰り返すと脳の毛細血管の数が増し，神経のシナプス結合が強まることがわかっています。また，アルツハイマー病でもっとも侵される海馬における神経栄養因子のレベルが上がるといわれています。神経栄養因子はタンパク質の一種で，神経細胞が破壊されることを防ぎ，新しい神経細胞が生まれることを助けます。

中年期の運動の効果は20年後に現れる

スウェーデンからの報告では，汗ばむ程度の適度の運動を，中年期から週2回以上継続すると，高齢期になってからの認知症全体の発症リスクは0.48に，アルツハイマー病の発症リスクは約0.35に減少していたといいます。運動の効果はとくにアルツハイマー病に対して大きいようです。予防という観点からは，できるだけ中年期から運動を継続することが望ましいのですが，高齢期になってからでも適度な運動を続けることは大事です。

すでに認知症を発症している人の場合には，散歩がもっとも続きやすい運動ですが，できれば少し早足の散歩を心がけることがよいと思います。介護者が配偶者で，かつ健康な場合には，散歩を頻繁にしている患者さんもいます。

運動効果は前頭葉の機能にも及ぶ

最近の研究では，運動は前頭葉の機能も上げるといわれています。た

だし，なんとなく散歩するだけで前頭葉の機能が上がるわけではありません。前頭葉機能を高めたいと考えるならば，同じ身体を動かすにしても知的なものを加えたらどうでしょう。たとえば，道順をそのときそのときで変えながら，新しいルートを探りながら散歩する，電車に乗って少し遠いところまで行き，新しい景色を楽しみながら散歩するというのもよいでしょう。186 ページで述べますが，レジャー活動の中で認知症のリスクを下げるものとしては，ダンスがよいとのことです。ダンスは，運動によってただ汗をかくだけではなく，音楽に合わせ，相手の呼吸に合わせ，という知的な要素を持っているからだろうと思います。

❖コラム❖　BMI（ボディマス指標）

Body mass index（BMI）とは，体重と身長の関係から算出した，肥満度を表す指数です。

BMI は体重（kg）÷身長（m)^2 で算出します。BMI が 22 の場合を標準体重とし，18.5 未満を低体重（やせ），18.5 以上 25 未満を普通，25 以上を肥満としています。

BMI の計算式は世界共通ですが，肥満の判定基準については国によって異なります。アメリカでは 25 以上を「体重過多」，30 以上を「肥満」としています。

II．食は百薬の長

　中年期の肥満が血管性認知症だけでなく，アルツハイマー病のリスクを2〜3倍高めることはすでに述べました。肥満の人たちは，高血圧症や糖尿病が気のつかぬうちに少しずつ進んでいる可能性があります。メタボリック症候群，すなわち，内臓脂肪蓄積による代謝障害が隠れている可能性もあります。肥満がアルツハイマー病の直接の原因ではないとしても，生活習慣病を経過せずにアルツハイマー病を発症している人も少なくないようです。したがって，中年期において，高カロリー，高脂質，高飽和脂肪酸，精製白糖の摂取に十分気をつけ，肥満を予防することが必要です。

❖コラム❖　メタボリック症候群

　皆さんの中にも特定健康診査を受けた後，「メタボですね」と言われ，運動や食生活について生活指導を受けた人もいると思います。メタボリック症候群は，表5-1に示しますように，いくつかの基準を満たしたときに診断されます。日本では，メタボリック症候群の基準として，腹囲（ウエスト周り）がとくに強調されています。それは，内臓脂肪面積$100cm^2$以上の目安としてウエストサイズを設定し，これを必須項目としているからです。生活習慣病には，内臓脂肪が重要な役割を担っていることを重視しているのです。もっとも，女性では皮下脂肪が多いという理由から，女性の腹囲を90cm以上という値をとっていることについて議論があります。最近の厚生労働省研究班の中間解析によると，男性84cm，女性80cmに設定することを勧めています。また，国際糖尿病連合（IDF）では，男性90cm，女性80cmが妥当であるといいます。

表 5-1 メタボリック症候群の診断基準

腹囲(ウエスト周り)	男性 85cm 以上,女性 90cm 以上
脂質異常症 　中性脂肪値 　HDL コレステロール	下記のいずれか 150mg/dL 以上 40mg/dL 以下
高血圧 　収縮期血圧 　拡張期血圧	下記のいずれか 130mmHg 以上 85mmHg 以上
空腹時血糖	110mg/dL 以上

メタボリック症候群とは,内臓脂肪型の肥満(腹囲が表の値以上)に,脂質異常症・高血圧・高血糖という3つの危険因子のうち,2つ以上の因子が加わった状態をいいます。

　糖尿病の患者数の急速な増加を反映し,介護老人保健施設に入所している認知症の患者さんの中でも糖尿病に罹患している患者さんの数が増加し,インスリン注射,服薬,あるいは食事療法を受けている人の数は増えています。糖尿病は認知症の身体合併症の中で重要な疾患の1つです。入所しているときは食事の管理ができますが,家庭に戻るとほとんど不可能です。私の外来を受診している患者さんの中では糖尿病に罹患している人は少ないですが,彼らの生活指導には苦労します。患者さん自身は食事に気をつけ,食べ過ぎないようにしていると言いますが,1人暮らしの場合には食事のコントロールはとくに難しく,空腹を感じると食べてしまう人が少なくありません。

　一方,外来受診中の認知症患者さんのうち,とくに病状の進んだ認知症の患者さんでは,実は肥満の人は少なく,体重減少の目立つ人を多く見ます。食行動に関係する脳の部位に病変が及ぶと食欲が低下するとか,消化器機能の低下のため栄養摂取が十分に行われないとか,いろい

ろな原因が指摘されています。体重が減少し過ぎますと身体的な病気に罹患しやすくなり，死亡率も上がりますし，認知症の進行も促進され，生活の質（QOL）を低下させます。1人暮らしの認知症の患者さんは毎日同じものを食べる傾向があり，とくに野菜や魚の摂取量が少なく，栄養の偏りが目立ちます。そのため，摂取カロリー量が少ないだけでなく，不飽和脂肪酸，ビタミン類，鉄，亜鉛などのミネラルの摂取が欠乏することも病気の進行を進めている可能性があります。そのため，家庭での食事も大事ですが，介護保険の要介護認定を受けている場合，デイサービスで昼食をきちんと摂ることは好ましいことです。栄養のバランスがとれていますし，友人たちと食事をすることで食欲が増し，食事が規則的になりうるからです。食事の内容としては，野菜をできるだけ多く摂ることと，肉より魚を多めにして必須脂肪酸の摂取を心がけることがとくに大事です。

1. 野菜はビタミンの宝庫

皆さんは毎日の食事に野菜を十分に摂るように気を遣っていますか。厚生労働省が推進している『21世紀における国民健康づくり運動（健康日本21）』では，毎日の野菜摂取量350g以上，そのうち緑黄色野菜120g以上を目標値としています。実際に計ってみますと，結構な量です。皆さんが毎日摂取している量はその目標値に達しているでしょうか。

野菜を摂ることは健康を保持する上で，さまざまな利点があります。野菜に含まれる食物繊維は，自然の排泄を促し，いわば自然の体内浄化の過程を促進することで，われわれの健康維持に大切な役割を果たしています。とくに過食とカロリー過多の傾向のある人にとって，野菜はカロリーが低いというのも利点です。認知症との関係でとくに重要なことは野菜がビタミンの宝庫であり，しかもわれわれは必要なビタミンの大部分を野菜から摂っているということです。

老化を防ぐために，野菜が重要であることは古くから知られてきまし

た。加齢に伴う活性酸素（フリーラジカル）の増大が老化を促進するので，それを防ぐという意味を持っております。さらに，活性酸素の増大はアルツハイマー病の発症と進行を促進するとも考えられているのです。そのため，直接的に抗酸化作用を持つビタミンCやビタミンEなど野菜に含まれる抗酸化ビタミンがアルツハイマー病の発症をある程度防ぐのではないかと考えられています。また，葉酸やビタミンB_{12}，ビタミンB_6などは，動脈硬化を抑えることで認知症の発症を抑制することが期待されています。

野菜は認知機能の低下を抑える

フランスのボルドーなど3都市で行われた，65歳以上の健康な高齢者約8,000人を対象とする前向き研究で，食物の摂取パターンと認知症発症リスクとの関係が調査されています。1週間にどの程度の頻度で野菜を摂っているかを調べ，その頻度と，認知症とアルツハイマー病の発症率の関係が報告されました。その報告によると，毎日野菜を摂取している人は，週1回以下の人に比べ，認知症全体でも，アルツハイマー病でもその発症が約30％減じるとのことです。

アメリカのシカゴでの調査では，65歳以上の地域住民3,718人を3～6年にわたり追跡し，毎日の野菜・果物の摂取量と，その調査期間中にどの程度認知機能が低下したかとの関係が調べられました。この調査では記憶テストやミニメンタルテストが用いられています。その結果，野菜を1日あたり0.9皿しか摂らない群に比して，2.8～4.1皿摂った群は認知機能の低下が緩やかで，その速度が約40％遅かったと報告されています。野菜の中では緑色野菜がもっともその効果が強く，次いで黄色野菜であったとのことです。

同じように，看護師を対象とした長期間にわたる追跡調査でも，野菜をたくさん摂っている人では，エピソード記憶を含めて認知機能全体の低下が少なかったといいます。野菜の中では，とくに，ほうれん草など

の緑色野菜とブロッコリーなどのアブラナ科の野菜を多く摂った人にその効果がみられたようです。

　野菜はどのようなメカニズムで認知症予防に役立つのでしょうか。野菜の内容をさらに詳しく調べると，食事中のビタミンEとビタミンCの摂取量が多い群はアルツハイマー病の発症リスクを低くした，とシカゴとオランダのロッテルダムで行われた疫学研究が明らかにしました。ですから，野菜が認知症の予防効果を持つメカニズムの1つは抗酸化作用と考えられます。ビタミンCとビタミンE，およびβカロテンの抗酸化作用がよく知られています。

抗酸化作用とβアミロイド生成抑制作用

　肺から取り込まれた酸素は，体内を移動して栄養分との間で化学反応を起こし，エネルギーを作り出します。その際，一部の反応性の高い酸素，すなわち活性酸素が代謝されずに身体に残ると，体内のいろいろな物質と結びついて細胞を傷つけてしまいます。脳は，体内でももっとも多くの酸素を消費する組織で，発生する活性酸素も多く，このことがアルツハイマー病で神経細胞が傷んでゆくときの原因の1つではないかといわれています。すなわち，βアミロイドにより損傷を受けている神経細胞がさらに活性酸素により細胞膜が侵されると，神経細胞機能がもっと弱まり，神経細胞死につながります。アルツハイマー病の脳においては，大量の細胞が脱落していますが，酸化作用はその一要因になっています。若いうちは抗酸化作用というメカニズムが働いて，活性酸素を体外へ排除してしまいますが，老化とともにこの作用が弱くなります。そのため，年をとったら，活性酸素を除く作用を持つビタミンを豊富に含む食品を積極的に摂ることが予防の1つになります。

　アルツハイマー病に対し，治療効果が確かめられているのはビタミンEだけです。しかし，ビタミンC，カロテン，フラボノイド（ポリフェノールの一種）などにも抗酸化作用が認められています。ちなみに，ビ

タミンEを多く含む食品は，アーモンド，ピーナッツ，ヒマワリ油などです。もっとも，アーモンドやピーナッツをたくさん食べることを勧めるわけではありません。食事は常にバランスが大事です。また，ビタミンEのサプリメントは効果がないようです。なお，食品ではありませんが，強力な抗酸化作用を持つイチョウ葉エキスをアルツハイマー病の治療薬として認めている国もあります。

最近，野菜・果物に含まれるポリフェノールが抗酸化作用を持つとともに，アルツハイマー病の原因であるβタンパクの生成を抑える効果があることがわかってきました。ポリフェノールとは，植物が光合成を行う際にできる物質で，ほとんどの野菜や果物に含まれており，植物の色素や苦味の基になる成分です。緑茶などに多く含まれ，渋み成分とされる「カテキン」，ブルーベリーやナスなどに含まれている紫色の色素である「アントシアニン」，タマネギに多く含まれている黄色い色素成分の「ケルセチン」，大豆に含まれる「イソフラボン」，ごまに含まれる「セサミン」，そしてワインに含まれる「ミリセチン」などがポリフェノールの代表的なものです。それらの中でアルツハイマー病の予防に役立つと思われるのは緑茶に含まれるカテキン，赤ワインに含まれるミリセチン，そしてカレーのウコンに含まれるクルクミンなどです。

ワインを1日にワイングラス2杯まで

アルコール類を毎日たくさん飲むことは，健康上好ましくはありません。ところが，赤ワインで有名なボルドーの研究グループは，赤ワインを1日にワイングラス3，4杯飲んでいる群は，それ以下の量しか飲まない群に比べアルツハイマー病の発症率が半減したと報告しています。ボルドーからの報告という点が引っかかります。いずれにしても，それほどの量を飲むことは勧められません。ただし，試験管内の実験では，ワインに含まれるミリセチンなどのポリフェノールが，抗酸化作用を持っているだけでなく，βタンパクの重合を阻害したり，βタンパク分

解を促進する作用を持つとのことです。このような実験結果も考慮すると、少量であればワインをたしなむのもよいのかもしれません。飲酒の害を十分に考慮した上で、アメリカの食品医薬品局（FDA）の食事指針が勧めているように、1日に男性はワイングラス2杯以内、女性はワイングラス1杯以内が適量、という意見が穏当なところでしょうか。

　日本人にとって嬉しいのは、緑茶が認知症予防の効果を持つらしいということです。70歳以上の高齢者約1,000人を対象とした調査では、1日2杯以上緑茶を飲む人は、週に3杯以下しか飲まない人に比べ、ミニメンタルテスト26点以下を認知機能低下とすると、そのリスクが0.46と、半分以下に低下したといいます。ただし、その効果は長期にわたる追跡研究の結果ではありません。長期の前向き研究で証明されればよいのですが。なお、緑茶に含まれるカテキンは、動物実験では、βタンパクの蓄積を防ぐ効果があるようですので、期待が持てます。

カレーを食べてアルツハイマー病を防ごう

　最近関心を持たれているのはカレーです。香辛料や黄色の着色料として知られるウコンは、カレーなどの食品に古くから使われています。これには、クルクミンと呼ばれるポリフェノールがたくさん含まれています。そして、クルクミンは強い抗酸化作用を持っています。

　このカレーがアルツハイマー病の予防に役立つのではないかと思わせる研究がいくつかあります。たとえば、65歳以上のアルツハイマー病の発症頻度を比較してみますと、カレーをたくさん食べるインド人はアメリカ人に較べて3分の1という疫学的研究の報告があります。もっとも、インドとアメリカでは人種が異なりますから、当然遺伝的背景が異なります。カレーだけではなく、他の食生活も非常に違うでしょうし、文化的事情も異なります。インド人の中でも、カレーを頻繁に食べる人たちは、まれにしか食べない群に較べ、認知機能の低下が約半減するという報告もありますが、しっかりした前向き研究ではありませんので、

まだ結論は出ていません。

一方，βタンパクが蓄積する遺伝子変換マウスを使った動物実験では，餌にクルクミンを混ぜて投与すると，脳のβタンパクの異常な蓄積が減少するということが報告されています。クルクミンは，抗酸化作用とともに，βタンパクに直接作用することがわかってきました。ですから，しっかりした疫学的研究がなされれば，「カレーを食べてアルツハイマー病を防ごう」と言える日が来るかもしれません。

2. 認知症には肉より魚

日本の食生活では，米を中心に野菜や魚介類が多く使用されており，魚の消費量が諸外国と比べて多いですから，生活習慣病の予防にはよいはずです。しかし，近年の生活習慣病の患者数は，前述したように相当な数に上りますし，アルツハイマー病の有病率は，他の先進国と基本的には変わりがありません。われわれの食生活をもう一度見直したほうがよいようです。

魚はアルツハイマー病の発症を抑制する

オランダには，ロッテルダム研究と呼ばれる大規模な疫学的研究があり，認知症と食習慣の関係を，とくに脂質に注目して詳しく調べています。脂肪，とくに飽和脂肪酸を多量に摂取していた群では，血管性認知症の発症リスクが2倍以上に増加していました。これは予想されていることでした。一方，多価不飽和脂肪酸をたくさん含む魚をたくさん食べている群は，認知症発症が全体として40％まで少なくなり，とくにアルツハイマー病の発症リスクを30％まで減少させました。すなわち，魚を食べれば食べるほど，アルツハイマー病になりにくくなります。日本には，これに相応する大規模な調査はありませんが，自治医科大学付属さいたま医療センターの植木彰教授は，日本でも肉中心の食生活の人たちの中に，魚中心の食生活の人たちよりも，アルツハイマー病になっ

た人が多かったといいます。

　同様のことは，シカゴの前向き研究でも明らかにされています。65〜94歳の地域住民815名を平均約4年追跡調査したところ，その間に131人の人がアルツハイマー病を発症しました。1週間に1回以上魚を摂取する人は魚をほとんど食べない人に較べ，アルツハイマー病のリスクが60％低かったといいます。なぜ魚をたくさん食べるとよいのかを知るために，脂質の中の不飽和脂肪酸の摂取量との関係を調べたところ，n-3系多価不飽和脂肪酸，とくにドコサヘキサ塩酸（DHA）の摂取量が多いと，アルツハイマー病のリスクが低下することがわかりました。一方，同じn-3多価不飽和脂肪酸であるエイコサペンタ塩酸（EPA）の摂取量はアルツハイマー病の発症リスクとは関係なかったとのことです。

魚油にはDHAとEPAが多く含まれている

　魚油にはDHAやEPAなどのn-3系多価不飽和脂肪酸がたくさん含まれています。n-3系多価不飽和脂肪酸は，炎症を防ぎ，血液を凝固させる血小板の作用が高まらないようにし，血清脂質を改善して，動脈硬化を防ぐ作用を持っています。ですから，魚がアルツハイマー病を予防するのは，血管系を通じてなんらかのよい効果があると思われます。さらに，最近の研究によれば，n-3多価不飽和脂肪酸は脳に対して直接的な作用もあり，アルツハイマー病のモデルマウスにDHAを大量に与えて飼育すると，βタンパクの蓄積が70％以上減少し，海馬と頭頂葉における老人斑の出現が減少すると報告されています。このことは，アルツハイマー病を予防する薬剤を開発する1つの手掛かりになるかもしれません。

❖コラム❖　飽和脂肪酸と不飽和脂肪酸

　脂肪酸には3つのタイプがあります。飽和脂肪酸，一価不飽和脂肪酸，多価不飽和脂肪酸です。飽和脂肪酸は動物の肉，牛乳，バターなどに多く含まれています。肉食中心の食生活を続けると血液中のコレステロールが増えてきますので，あまり肉食に偏らないようにしなければならないことはよくご存じでしょう。

　不飽和脂肪酸は一価不飽和脂肪酸と多価不飽和脂肪酸に分けられます。オリーブ油や菜種油には一価不飽和脂肪酸がたくさん含まれています。

　多価不飽和脂肪酸はさらに2つに分かれます。n-3系とn-6系です。魚，とくにイワシ，サバなどの青魚にはn-3系のエイコサペンタ塩酸（EPA）とドコサヘキサ塩酸（DHA）がたくさん含まれています。一方，n-6系と呼ばれるリノール酸とアラキドン酸は，レバーなど動物の肉や植物油に含まれています。そして，動脈硬化，脳卒中，心筋梗塞，がんなど多くの生活習慣病は，n-6系とn-3系のバランス（n-6/n-3比）と関連しており，その比が高いほど，すなわちn-6系が多いほど罹患しやすいことが明らかにされています。すなわち，生活習慣病予防のためには，魚を多めに摂るほうがよいのです。

認知症予防に効く地中海食

　最後に，個々の食材でなく，全体としての食事のバランスとの関係をみてみましょう。バランスのよい食事としては，地中海食がよく取り上げられます。地中海食では穀物，野菜，豆類，魚，果物が多く，肉類は少なく，乳製品は少量ないし中等量，そしてオリーブオイルがたくさん使われています。アメリカのニューヨークに住むいろいろな人種の人たち2,258名に，できるだけ地中海食を食べるよう協力してもらい，実際

にどの程度地中海食を遵守したかということとアルツハイマー病のリスクとの関係が追跡調査されました。長期にわたる調査のため，地中海食をどの程度守って続けたかはさまざまです。それを調査票で調べ，遵守度を10段階に分けます。そして，対象者の食事を，地中海食に非常に近い群，中間群，地中海食から遠い群に分けます。4年間に262名がアルツハイマー病を発症しました。これらの間の関係を調べますと，地中海食にもっとも近い群は遠い群に較べ，アルツハイマー病の発症率が60％であったといいます。地中海食は以前から，循環系疾患や何種類かのがんの発症リスクを低めることがわかっていましたが，このようにみてみますと，アルツハイマー病の予防にも役立っているようです。

　日本人は，もともと米を中心にして魚介類や野菜をたくさん摂取してきました。しかし，厚生労働省の『国民栄養調査』結果からみると，エネルギー全摂取量に占める脂質エネルギー比率は，1960年代から増加の一途を辿り，また，肉類からの脂質摂取量が増加を続けています。平均的な日本人の食事は，1960年頃は炭水化物が75％以上，脂質は12％未満でした。1980年頃には米を中心に水産物，畜産物，野菜などのさまざまな食品から構成され，栄養バランスの優れた日本型食生活が実現していたといいます。しかし，その後脂質の過剰摂取，野菜の摂取不足など，栄養の偏りがみられるようになってきました。厚生労働省の2005年調査によれば，脂質摂取のエネルギーは28％を越えています。さらに心配な点は，平成7年以降，全ての年齢層で，肉類がおおよそ横ばいであるのに，魚介類が減少していることです。なお，栄養素は，エネルギー量の50～60％を炭水化物から，15～20％をタンパク質から，20～25％を脂質から摂るのが適切とされています。

　このような栄養摂取の変化が，生活習慣病に罹患する人が非常に多くなっている第1の要因でしょう。そうして，そのような食生活の変化がアルツハイマー病の発症率を高くしている原因の1つである可能性があります。

Ⅲ. 知的活動と人とのつながりが大事

　認知症を予防するには，日頃から身体的にも，精神的にも活発な生活を送ることです。まず，多くの人との交流を心がけることです。人と交流しているとき，頭は活発に働いています。次いで，何か知的な活動に没頭することです。認知症予防だからといって強制的に行っても，あるいは嫌々行っても意味はありません。楽しみながら行うことです。そのような活動は，脳の認知機能を担う神経系のネットワークを強固なものにし，認知症による脳の病変を受けにくくします。

1．社会的つながりを豊富に
　高齢になると，配偶者や親しい友人が亡くなり，子ども，親戚，友人との交流も少なくなりがちです。孤独な生活を強いられると，精神的に落ち込みやすく，また知的にも衰えることが少なくありません。

社会的ネットワークと社会参加
　シカゴの『健康と加齢の研究プロジェクト』は，65歳以上の高齢者の社会的ネットワークと社会的関与が認知機能とどのように関係するかを調べました。社会的ネットワークとして，月1回は定期的に会っている子ども，親戚や友人の数と，社会的関与として地域活動などへの参加の程度を調べています。社会的ネットワークの数が多く，社会参加のレベルが高いほど，調査開始時点ですでに認知能力が高く保たれていました。そして，その後約5年の追跡調査でも，彼らの認知機能の低下は少なかったといいます。

社会的ネットワークが密なほど認知症発症率は低い
　スウェーデンからの報告は，高齢者約1,200人について，結婚してい

るか，同居者がいるか，子どもがいるか，親戚や友人とどの程度交際しているかなどを調べ，それらの4つの要因と認知症の発症率との関係の調査です。既婚者で現在誰かと一緒に住んでいる1,000人の年間認知症発症率を1とすると，未婚で，現在1人暮らしの人の発症率は1.9，すなわち約2倍になります。子どもと週少なくとも1回は会い，その交際に満足している場合を1とすると，子どものいない人は1.4です。しかし，たとえ子どもがいても，満足度の低い場合は2.0と高くなっています。子どもがいるというだけでなく，どのように親しくしているかが大事であるということがわかります。これらの4要因をまとめ，社会的ネットワークの密度を4段階に分けて調べますと，社会との結びつきがもっとも高い人に比べ，もっとも孤独な生活をしている人が認知症になる割合は約8倍になるといいます。驚くほどの値です。家族や友人と積極的に楽しく過ごすことがいかに大事であるかがわかります。また，孤独になりがちな高齢者に対しては地域が手をさしのべることの大切さを示しています。このような考え方は，認知症の予防というだけでなく，認知症を発症している患者さんの病状を進行させないためにも必要なことです。

2. 趣味活動に夢中になること

頭を使うことは本当に認知症予防になるのでしょうか。

健康な高齢者を何年間も追跡した研究によると，趣味活動，とくに知的な趣味を持つことは認知症予防になるようです。ニューヨークに住んでいる75歳以上の高齢者469人について，趣味活動と認知症発症の関係が5年間にわたって追跡調査されました。そのうち126人が認知症を発症し，アルツハイマー病61人，血管性認知症30人，混合型が25人でした。趣味活動としては，知的な活動6項目（「チェスなどのボードゲームとトランプ」，「本や新聞を読む」，「楽器演奏」，「クロスワードパズル」，「楽しみのために書く」，「グループの話し合いに参加」）と身体

活動11項目（「ダンス」，「家事をする」，「散歩をする」，「自転車」，「水泳」など）に分けて調べられています。それぞれの活動について，その頻度を5段階（毎日行っている，週3回以上行っている，週1回行っている，月に1回行っている，あるいはそれ以下）に分け，週3回以上行っている人たち（高頻度群）と週1回以下の人たち（低頻度群）を比較しています。

ボードゲームとトランプ，ダンス

知的な趣味活動の中で，ボードゲームやトランプを頻繁に楽しんでいる群は，ほとんどしない群と較べると認知症発症リスクが4分の1に低下していました。チェスなどのボードゲームは，日本の碁や将棋に相当しますので，それらを趣味にする人には心強い結果です。楽器演奏を頻繁に楽しむ群は認知症発症リスクが3分の1に，クロスワードパズルを頻繁に楽しむ群も認知症発症リスクが3分の2に低下していました。

一方，身体活動では，ダンスを頻繁に楽しむ群の認知症発症リスクが4分の1に低下し，散歩を頻繁に楽しむ群の認知症発症リスクが3分の2に低下していましたが，その他はあまり効果がありませんでした。

趣味活動に凝る，毎日のように楽しむ

この結果をみますと，趣味活動を，楽しく，ほとんど毎日のように行うと，認知症予防の効果が出るようです。そして，全体としてみますと，身体活動より知的活動のほうが認知症予防に有効であるようにみえます。身体活動の中ではダンスがとくによいようですが，これは単に身体を動かすということではないと思います。音楽に合わせ，相手の呼吸に合わせる，という知的な要素もあるでしょう。また，週に数回ダンスに興ずるというのはパートナー（多くは夫婦）との仲のよさも反映しているので，そのような感情面からの効果も否定できません。

私の外来に通院している患者さんの中では，これほど夢中になって趣

味活動をしている人は非常に少ないのですが，碁や将棋を学生時代から趣味とし，発症してからも昔からの友人や地域の福祉センターなどで続けている患者さんは，病気の進行が遅いという印象を持っています。また，ご主人と一緒に毎日クロスワードパズルを楽しんでいる女性で，最近3年間も知的機能の保たれている患者さんもいます。

3. 余暇をいかに利用するかも大事

特定の趣味ではなく，余暇をできるだけ有効に使うこと，その時間を身体運動にしても知的な活動にしても，積極的に使うことは認知症予防につながります。カトリック教会の人たち，すなわち司祭，修道士や修道女など約800名が協力して行われた研究がそのことを明らかにしました。余暇利用と認知症発症の関係は4年半にわたって追跡調査され，その間に111名の人がアルツハイマー病を発症しました。余暇活動として調べられたのは，ラジオを聴く，テレビを観る，新聞を読む，雑誌を読む，本を読む，トランプやクロスワードパズルなどのゲームをする，博物館へ行くという7項目です。それぞれを毎日行っている，週に数回行っている，月に数回行っている，年に数回行っている，まったく行っていない，という5段階に分けております。

この研究は個々の余暇の利用と，認知症のリスクの関係を調べたのではありません。7項目を全部調べて，それぞれの人の余暇の利用率を割り出し，その利用率と認知症とのリスクとの関係を調べております。その結果，余暇を積極的に利用するほど認知症のリスクが少ない，ということがわかりました。この人たちは住む場所と食生活，仕事の内容については共通な要因が多いので，日常生活では余暇をどう利用するかに個人差が現れます。したがって，余暇利用と認知症発症のリスクに関係があり，余暇を有意義に使うことが認知症予防に有効であるという結果は大きい意味を持っています。

❖コラム❖　ナン・スタディ

　アメリカでは，修道女678名を対象として，1990年から，加齢と認知症に関するさまざまな臨床研究が行われています。それぞれの人の全生活史を調べ，毎年認知機能検査を行いながら，亡くなったときには脳を詳細に調べる，というスケールの大きい研究に全員が同意し，協力しています。

　全体としてみると，認知症の症状を持ち，検査で認知機能低下のあった人はアルツハイマー病の脳病変を持っていました。とくに血管性病変も伴っていると，それが誘因となってアルツハイマー病を発症しやすいこと，また認知症が重度になることも示されました。

　しかし，この研究で非常に大事なことは，脳病変の程度と，認知症の重症度が必ずしも並行しないことです。亡くなってから脳を調べると，アルツハイマー病変が脳全体に出現しているにもかかわらず，亡くなる直前まで認知症があることに気づかれなかった修道女がいました。彼女は非常に知的な人で，長く教職に就き，引退後も知的活動が活発でした。亡くなる前年の認知機能検査でも高いレベルでした。しかし，脳には老人斑と神経原線維変化がたくさん出現しており，神経病理学的には，ブラーク分類でもっとも重症なステージ6でした。このことは，たとえ認知症を引き起こす脳病変があっても，生活習慣のあり方によっては，とくに知的な活動が活発であると，発症をある程度予防する可能性のあること，症状を軽度にすることの可能性を示しています。

4. 認知症のために地域に豊かな環境を

　認知症の予防という観点から，身体運動，食事と知的活動について述べてきましたが，これらは認知症，とくに比較的初期の患者さんにも日

常生活に取り入れていただきたい生活習慣です。認知症を発症しても進行を遅らせるという観点からは，とくに彼らが知的活動を楽しめる環境が地域に用意されていることが求められています。しかし，軽度の認知症の患者さんが地域で積極的な知的活動を行う場所は非常に少ないのが現実です。健康な高齢者が楽しむ場として，地域の福祉センターがありますので，そこで行われている書道，コーラスや踊りの会に加わることができればよいのですが，必ずしもうまくはいきません。もの忘れのために一般の人たちに加わることを患者さんが嫌がる，あるいはなんとなく疎外されていると患者さんが感じて，参加しなくなるという傾向があります。

　認知症の予防のために，またすでに発症している患者さんも通うことのできる「豊かな環境」を，たとえ小規模であっても，地域に作れないだろうかと思います。たとえば，軽度の患者さんも抵抗なく通い，自由に好きなときに楽しめる場（絵画，書道，音楽，碁，将棋，トランプ，パズル）です。画一的でなく，その人の能力と好みに合ったプログラムを組むことができることが大切です。デイサービスの一部が柔軟に運営されて，その人たちに合った知的活動のできる場ができればと思います。しかし，施設によって異なりますが，現在の認知症対応のデイサービスでの要介護度は平均2が多いようで，プログラムの内容は彼らのレベルを中心にせざるを得ません。そのため，比較的軽度の患者さんのための活動はなかなか充実しにくいのが現状です。今後の課題として，介護保険の中で，介護予防がこれからの地域介護の1つとして位置づけられるならば，デイサービス，デイケアのプログラムをもっと充実させ，その一部が「要支援」の人たちが積極的に参加できるような，知的活動を楽しめる「豊かな環境」にすることはできると思います。

　海外には「アルツハイマー・カフェ」という社会的交流の場があるそうです。そこでは，認知症の患者さん，家族，それから友人，また介護関係者や医療関係者が月1回集まって皆で楽しんだり，教育活動を行っ

たり，地域のいろいろな分野の人たちが交流を図る，という社会的集まりの会です。

　認知症の患者さんがますます増加することが予想される現在，認知症の患者さんがそれぞれに合った知的活動を楽しめる場と，認知症の患者さんと地域の人たちが交流する場を地域に作ることが必要です。現在少しずつ進められている認知症の医療連携のネットワークも，医療と介護の関係者だけでなく，将来は社会の広い分野の人も含んだ社会的交流の場としても活躍できる場に発展できればと思います。

あとがき

　私は三鷹市の介護老人保健施設に隣接した認知症専門クリニック（もの忘れ外来）で，約9年間，認知症を病む地域の人たちへの医療に携わりながら，介護をはじめさまざまな生活上の相談も受けてきました。本書で述べたことは，患者さんと家族に日頃話していること，地域の講演会で高齢者に認知症の予防として話してきたこと，ケアマネジャーや介護福祉士の集まりで，話してきたことをまとめたものです。

　平成6年，現・国立精神・神経医療研究センター病院，当時の国立精神・神経センター武蔵病院に，認知症の早期診断と早期治療を目指して『もの忘れ外来』を立ち上げました。当時はまだ認知症を早期に診断し，治療するという考え方はほとんどありませんでしたが，外来にはアルツハイマー病の初期と思われる患者さんが少しずつ増え始めていました。後期高齢者人口は急速に増え，とくに1人暮らしの高齢者が増加するとともに，この人たちの認知症による生活上の問題が外部に現れやすくなったこと，すなわち地域の中で事例化しやすくなったことが関係あります。その頃，アルツハイマー病に対する初めての治療薬である塩酸ドネペジル（アリセプト）の臨床治験が始まり，アルツハイマー病のより正確な診断が求められていました。そこで，武蔵病院の外来に，もの忘れ外来を立ち上げることになりましたが，この外来は単なる「もの忘れ相談」の場ではありません。当時の最高の診断技術を駆使した「アルツハイマー病センター」の役割を目指し，学際的に運営するものでした。朝田隆部長（現・筑波大学教授）は疫学から，遺伝学，画像解析にまでおよぶ臨床研究を，松田博史部長（現・埼玉医科大学教授）はMRIとSPECTの画像解析による最新の認知症診断の開発を，高山豊室長（現・国際医療福祉大学教授）は記憶の神経心理学的研究を担当しました。私は，認知症の極初期から，初期，中期にかけての臨床症状の

特徴を研究しながら，塩酸ドネペジルの治験責任者を務め，グループ全体のまとめ役をしていました．現在，全国的に，非常に多くのもの忘れ外来が開かれており，認知症医療にとってなくてはならない存在になっておりますが，武蔵病院のもの忘れ外来はその草分けを担ったものといえます．

　国立精神・神経センターを退官して，三鷹市にある認知症専門クリニックに勤務することになったのは，国立精神・神経センターで診てきた患者さんを長期にわたってフォローすべきと思ったこと，同センターで始めた美術療法を続け，その治療的意味を確かめたかったこと，そして認知症の患者さんと家族を地域の中で見守らねばと思ったからです．認知症の患者さんたちが，地域でなんとか生活を続け，病状の進行を少しでも遅らせるには，どのように手を伸ばせばよいのか，すなわち広い意味での治療の論理を組み立てることが，私の意図してきたことです．そのために，私がもっとも力を入れているのは，患者さんを早期に診断し，さまざまな働きかけを行いながら長期にフォローすることです．国立精神・神経センターのときから引き続き診療している人を含み，5年以上外来で診ている患者さんも随分多くなりました．もっとも長い患者さんは14年のお付き合いになります．その人たちが，どのような生活環境・介護環境の中で生活をしてきたか，心理検査と画像検査も行いながら，病状はどのように進行したかを調べ，そして彼らの生活の質（QOL）はどのように保持され，また低下していったかなどを検討しつつ，本書の大筋を考え，最近の研究の動向を取り入れながら執筆しました．

　認知症は，発症前に10年以上の経過があり，発症してからさまざまな精神症状が出現するまで数年の経過があります．大事なことは，発症前からの全体の経過を，すなわち発症の時期を遅らせ，進行を遅らせることです．そうして，その経過中の患者さんの生活の質（QOL）を少しでも高めることです．脳の萎縮は知能の低下とおおよそ並行します

が，その患者さんが地域で生活を続けられるかどうかは，別の要因が大きく作用しています。脳の萎縮が相当に進んでいるのに，人柄も変わらず，穏やかに暮らしている患者さんも少なくありません。

　認知症を発症しても，病状の進行をできるだけ抑え，そして生活の質（QOL）をできるだけ保つこと，それが本書の中心的なテーマです。身体的・知的生活習慣に焦点を当てて述べてきましたが，その中でとくに強調したいのは，人とのつながりを失わないようにしてほしいということです。脳が障害され，莫大な量の神経細胞が失われていけば，知能が低下するのは当然で，それは阻止できません。しかし，病気が進行した患者さんでも，人柄のあまり変わらない人は少なくありません。認知症を発症する前から人とのよいつながりを保っていた人は，発症後も社会性を比較的保っています。たとえ認知症になっても，重度になるまで，人柄を変わらないように，社会性を失わないようにすることは可能です。そしてそれは，認知症になっても幸せな一生を終える秘訣です。

　認知症専門クリニックに9年間勤務し，多くの経験ができたことに，医療法人社団充会理事長の吉岡 充氏，介護老人保健施設『太郎』ならびに併設施設である地域包括支援センターのケアマネジャー，看護師，介護福祉士，事務の方々，および臨床美術を担当している芸術造形研究所の西田清子氏，大倉葉子氏，鍋島次雄氏らの皆様に心より御礼申し上げます。また，介護サービスのさまざまな問題について，財団法人天誠会理事長の天野久美子氏に多くの示唆をいただきました。

　最後に，星和書店編集部の近藤達哉氏，すずき編集室の鈴木加奈子氏に多くの助言をいただきました。

　厚く御礼申し上げます。

2010年6月
宇野正威

参考文献

本書を執筆するにあたって参考にしてきた文献の一部を以下に掲げます．さらに詳しくお知りになりたい方は参考にしてください．

金子健二編：臨床美術；痴呆治療としてのアートセラピー．日本地域社会研究所，東京，2004．

芸術造形研究所編：アートセラピー通信講座テキスト．芸術造形研究所，東京，2002．

斉藤正彦著：親の「ぼけ」に気づいたら．文春新書，東京，2005．

須貝祐一著：ぼけの予防．岩波新書，東京，2005．

中村重信編：痴呆疾患の治療ガイドライン．ワールドプランニング社，東京，2003．

日本老年精神医学会編：老年精神医学講座　総論．ワールドプランニング社，東京，2004．

日本老年精神医学会編：老年精神医学講座　各論．ワールドプランニング社，東京，2004．

日本老年精神医学会編：痴呆の行動と心理症状．アルタ出版，東京，2005．

巻頭の口絵カラーに使用した作品については，以下の書籍から引用しました．

宇野正威，金子健二，朝田隆編：こころ輝く世界－アートセラピーを楽しむアルツハイマー病の人びと－．遙書房，東京，2004．

索　引

【欧　語】

^{123}I-MIBG シンチグラフィ　56
βタンパク　40, 42

A
ADAS　→アルツハイマー病評価尺度
ADL　→日常生活動作

B
BMI　→ボディマス指標
BPSD　→認知症の行動と心理症状

D
DHA　→ドコサヘキサ塩酸

E
EPA　→エイコサペンタ塩酸

F
Functional Assessment Staging
　　　　（FAST）　77, 78

I
IADL　→手段的日常生活動作

M
MRI　19

S
SPECT　19
SSRI　→セロトニン再取り込み阻害剤

W
WAIS-R　→成人知能検査法

【日本語】

あ
アセスメント　116
アセチルコリン　34
　－分解酵素阻害薬　34
アパシー（無気力，無関心）　13, 51, 92, 94
アミロイド　40
　－仮説　40
　－前駆体タンパク（APP）　41
アリセプト　34
アルツハイマー博士　16
アルツハイマー病　16, 25, 34, 48
　－初期　25, 72

－中期　25, 75
　　－後期　25
アルツハイマー病評価尺度
　　（ADAS）　36

い
意識の混濁　100
遺伝因子　168
意欲低下　51

う
ウェクスラー記憶検査法
　　（WMS-R）　29
うつ症状　13, 92
うつ病　12
　血管性－　14, 51
　脳卒中後－　50
うろうろ歩き　98
運動療法　147

え
エイコサペンタ塩酸（EPA）　181, 182

お
怒りっぽさ　96
落ち着きのなさ　96
音楽療法　148

か
介護保険
　－審査会　112

　－制度　110
　　－第1号被保険者　110
　　－第2号被保険者　110
介護予防　136
介護療養型医療施設（病院）　118, 119
介護老人福祉施設（特別養護老人
　　ホーム）　118, 119
介護老人保健施設（老人保健施設）
　　118, 119
回想法　145, 157
海馬　10, 72
灰白質　49
海馬傍回　10, 72
学習療法　146
覚醒度の変動　59
活性酸素　176
活力の減退　13
金子健二　155
カプグラ症状　58
ガランタミン　37
カレー　179

き
記憶
　意味－　9
　エピソード－　8
　短期－　3, 11
　長期－　3, 12
　手続き－　10, 152
　－の固定　12

－の想起　12
危険因子　168
虐待　134
興味・喜びの喪失　13
虚血性変化　49
金銭管理　81

く
クエチアピン　106

け
ケアマネジャー　116
芸術療法　147
軽度認知障害　73, 74
血管性認知症　43, 48, 95
楔前部　19
言語の流暢性　29
幻視　53, 58
見当識障害
　　時間－　26
　　場所－　26

こ
攻撃的な行動　96
抗血小板療法　52
後見　128
抗酸化作用　177
抗酸化ビタミン　176
甲状腺機能低下症　68
甲状腺ホルモン　68
抗精神病薬　106

行動療法　144
後部帯状回　19
小刻み歩行　58
告知　37
固縮　58
誤認　58
コホート研究　167

さ
再生
　　遅延－　29, 32
　　直後－　32
魚　180
散歩　82
　　繰り返しの－　99

し
姿勢保持障害　58
失禁
　　尿－　102
　　便－　103
失語　3
　　進行性非流暢性－　60
失行　3
　　観念－　27
　　構成－　49
　　着衣－　28
実行機能　27
　　－の障害　3
失語症
　　運動－　49

感覚— 49
失認　3
　視覚— 49
　視空間— 26, 49
自発性低下　51
社会参加　83
社会的ネットワーク　184
社会的振る舞いの障害　65
シャント手術　68
主治医意見書　112
　—特記すべき事項　113
手段的日常生活動作（IADL）　82
趣味　83, 185, 186
焦燥　87, 96
常同行動　65
小脳　10
ショートステイ　117, 118, 124
書道　152
人格変化　3
神経原線維変化　16, 40
進行性皮質下性血管性脳症　50
振戦　58
診断基準　3
心理社会的治療法　143

す
炊事　82
すくみ足　58
スルピリド　106

せ

生活習慣　166
生活習慣病　52, 165, 166
生活の質（QOL）　143, 163
正常圧水頭症　67
成人知能検査法（WAIS-R）　33, 162
成年後見制度　127
セロトニン再取り込み阻害剤
　（SSRI）　66
前頭側頭型認知症　60, 64
せん妄　100
　夜間—　100

た
大脳基底核　10
タウタンパク　40
多価不飽和脂肪酸　180, 181

ち
地域福祉権利擁護事業　126
地域包括支援センター　133
地中海食　182
抽象的思考の障害　3

て
デイケア　117, 118, 123
デイサービス　84, 117, 118, 123

と
動作緩慢　58
頭部外傷　68
特定健康診査　141

索 引 199

特定高齢者　137
ドコサヘキサ塩酸（DHA）　181, 182
ドネペジル　34, 35, 60
ど忘れ　5

な
ナン・スタディ　188

に
日常生活自立支援事業　126
日常生活自立度　112, 114
日常生活動作（ADL）　4, 84
任意後見制度　131
認知症　3
　意味性－　60
　若年－　80
　前頭型－　60
　治療可能な－　66
　－専門医　139
認知症の行動と心理症状（BPSD）
　　　　76, 86, 104, 150
認定調査　111

ね
ネガポジ画　160
寝たきり度　115
ネプリライシン　42

の
脳血栓　48
脳梗塞　48

脳出血　48
脳腫瘍　69
脳塞栓　48
脳卒中　48

は
パーキンソン症状　53, 58
徘徊　98
白質　49
長谷川式テスト　28, 31
バリデーション療法　145
判断の障害　3
判断力低下　27

ひ
美術療法　154
ピック病　60

ふ
不安　87
服薬管理　81
不飽和脂肪酸　182
ブラーク夫妻　72

ほ
法定後見制度　128
飽和脂肪酸　182
ホームヘルプ　117, 118
歩行障害　68
保佐　128
補助　128

ボディマス指標（BMI）　172
ポリフェノール　178

ま
慢性硬膜下血腫　66

み
ミニメンタルテスト　28, 30

め
メタボリック症候群　173
メマンチン　37

も
妄想
　被害－　90
　不義－　91
　もの盗られ－　89
物語再生検査　29
もの忘れ
　年相応の－　6, 11
　病的－　11
　－外来　139

や
薬物療法　106
野菜　175, 176

ゆ
夕方症候群　87
有酸素運動　170

有病率　15

よ
要介護認定　110
抑うつ気分　13
抑肝散　106
予防給付　136

り
リアリティ・オリエンテーション
　　146
理解力低下　27
リスペリドン　106
リバスチグミン　37
量感画　158
臨床美術　155, 157
臨床美術士　156

れ
レビー小体　53
レビー小体型認知症　53, 57
レム睡眠行動異常　59

ろ
老人斑　16, 40

著者略歴

宇野正威（うの　まさたけ）

　1936年，東京都生まれ。

　1960年，東京大学医学部卒業。同大学精神医学教室に入局，東京都精神医学総合研究所を経て，1987年国立精神・神経センター武蔵病院（現・国立精神・神経医療研究センター病院）。1998年，同病院副院長。2001年退官。吉岡リハビリテーションクリニック院長となり現在に至る。2002年，東北福祉大学客員教授。

　日本老年精神医学会特別会員，日本認知症学会評議員，日本臨床美術協会副理事長，臨床美術学会副会長を務める。

　著書：『もの忘れは「ぼけ」の始まりか』（PHP研究所，1997），『もの忘れの処方箋』（NHK出版，2003），『こころ輝く世界－アートセラピーを楽しむアルツハイマー病の人びと』（共編，遙書房，2004）。

認知症読本 ─発症を防ぎ，進行を抑え，地域で支える─

2010年11月13日　初版第1刷発行

著　　者　宇野正威
発行者　石澤雄司
発行所　㈱星和書店
　　　　東京都杉並区上高井戸1-2-5　〒168-0074
　　　　電話　03（3329）0031（営業）／03（3329）0033（編集）
　　　　FAX　03（5374）7186
　　　　http://www.seiwa-pb.co.jp

©2010　星和書店　　　Printed in Japan　　　ISBN978-4-7911-0752-0

・本書に掲載する著作物の複製権・翻訳権・上映権・譲渡権・公衆送信権（送信可能化権を含む）は
　㈱星和書店が保有します。
・ JCOPY 〈(社)出版者著作権管理機構 委託出版物〉
　本書の無断複写は著作権法上での例外を除き禁じられています。複写される場合は，そのつど事前に
　(社)出版者著作権管理機構（電話03-3513-6969，FAX 03-3513-6979，e-mail：info@jcopy.or.jp）
　の許諾を得てください。

〈精神科治療学 第25巻10号〉
若年性認知症に対する
精神科の役割
「精神科治療学」編集委員会 編
B5判
140p
2,880円

〈精神科治療学 第22巻12号〉
4大認知症疾患の臨床
「精神科治療学」編集委員会 編
B5判
136p
2,880円

〈精神科治療学 第18巻5号〉
老年期における
新しい精神科治療と家族支援Ⅰ
「精神科治療学」編集委員会 編
B5判
128p
2,880円

〈精神科治療学 第18巻6号〉
老年期における
新しい精神科治療と家族支援Ⅱ
「精神科治療学」編集委員会 編
B5判
124p
2,880円

〈精神科治療学 第17巻3号〉
"もの忘れ外来"の役割
「精神科治療学」編集委員会 編
B5判
132p
2,880円

発行：星和書店　http://www.seiwa-pb.co.jp　価格は本体(税別)です

新版 脳波の旅への誘い

楽しく学べる
わかりやすい脳波入門　第2版

市川忠彦 著

四六判
260p
2,800円

質疑応答の形式で、脳波の初歩からわかりやすく解説。従来の教科書にあるような難解な脳波用語につまずくことなく、初心者でもすぐに脳波を読むことができるようになる。脳波の基礎から、脳波を見るコツ、いろいろな波形の紹介、最新トピックスなどが満載の脳波入門書。

メモリー・ドクター
楽しく学べる物忘れ防止トレーニング

記憶力を改善し、知力をアップする簡単な方法

D.J.メイソン、
S.X.スミス 著
岩波明、川面知弘 訳

四六判
232p
1,400円

本書では、科学的、医学的な視点から、いかにして記憶力を改善したらよいか具体的な方法を詳述した。記憶力改善の方法を知るハウツー本としても、平易に記述された認知心理学の入門書としても役に立つ一冊。

こころのライブラリー（4）
エイジレスの時代

高齢者のこころ

長谷川和夫、
下中順子、
黒川由紀子、
亀口憲治、他著

四六判
140p
1,200円

エイジレスの時代とこころに関わる論文および対談を、多方面から集めて収録。長くなった人生の後半期、肩書きのなくなったところでひとのこころはどう揺れ動くのか──。夫婦、家族、痴呆の問題など、こころの面から高齢化社会をとらえる端緒として、最適の一冊。

発行：星和書店　http://www.seiwa-pb.co.jp　価格は本体（税別）です

神経内科
クルズス診療科（1）

作田学 著

四六判
320p
1,900円

神経内科は一般の人にとっては他科との違いがわかりにくく、医学生でさえその授業は難解である。本書はこの常識を全く覆し、医学生、コメディカルスタッフ、一般の人にもスラスラわかる！

痴呆のケアと在宅支援

露木敏子 著

四六判
168p
1,650円

超高齢化社会に向けて、今後、特に力を入れていかなければならない痴呆性障害者へのケアと在宅支援。その実践活動のための方法や、医療・福祉サービスの現状・問題点等をわかりやすく述べる。

老人虐待

金子善彦 著

四六判
400p
2,500円

本書には、多くの老人の苦痛を和らげる手助けになるように、また、より大きく幸せになれるように、来たるべき老齢化社会への対策を考え出してほしいという著者の思いがこめられている。

発行：星和書店　http://www.seiwa-pb.co.jp　価格は本体(税別)です